育儿三部曲之三

孩子不生病的智慧

刘戌年　著

金盾出版社

内容提要

本书从孩子不生病的真谛、认识宝宝的身体、病症的识别和婴幼儿常见病防治四个方面，重点讲述了如何满足宝宝的生理需要和铸就宝宝的抗病能力，打好婴幼儿不生病基础的生理学知识，教你如何察言观色甄别儿童各种病症，帮你掌握儿童各个系统常见病的诊断要点和防病、治病的最新理念。把健康送给孩子，在孩子早期成长的道路上不生病或少生病。

图书在版编目（CIP）数据

孩子不生病的智慧/刘戌年著．—北京：金盾出版社，2013.8
（育儿三部曲之三）
ISBN 978-7-5082-8538-2

Ⅰ.①孩…　Ⅱ.①刘…　Ⅲ.①小儿疾病—防治　Ⅳ.①R72

中国版本图书馆 CIP 数据核字（2013）第 149715 号

金盾出版社出版、总发行

北京太平路 5 号（地铁万寿路站往南）
邮政编码：100036　电话：68214039　83219215
传真：68276683　网址：www.jdcbs.cn
封面印刷：北京凌奇印刷有限责任公司
正文印刷：北京军迪印刷有限责任公司
装订：兴浩装订厂
各地新华书店经销
开本：787×1092 1/16　印张：15.5　字数：200 千字
2013 年 8 月第 1 版第 1 次印刷
印数：1～8 000 册　定价：31.00 元

作者简介

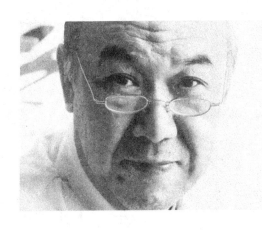

刘戌年,现任天津市妇女儿童保健中心主任医师。1990—1993年和1997年美国柏克莱加州大学营养科学系博士后研究员,澳大利亚国家营养性贫血顾问委员会访问学者,曾担任与美国加州大学、联合国大学(UNU)"控制儿童营养性贫血"合作项目与国际研讨会主要负责人。多次参加WHO/NUICEF"婴幼儿辅食添加项目"和国际生命科学学会"婴幼儿营养素需要量与辅食科学会议"研讨以及大会发言。曾获省、市级科技进步奖,韩素音中西方科学交流基金、中国营养学会陈学存奖励基金、美国柏克莱大学自然资源学院研究员基金、亨氏杯营养科学卓越成就奖多项。兼任《中国儿童保健杂志》《中国小儿血液》《中华医学研究》等杂志编委。国内外论著(第一作者)50余篇。《健康报》《大众医学》《亲子》《启蒙》等报纸杂志发表科普文章200余篇。新浪网育儿栏目、中华育儿网、宝宝中心(Baby Center)专家组成员和撰稿人。

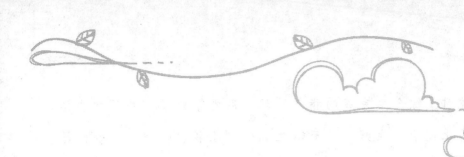

前　言

　　在近代育儿理念中，把健康送给孩子是父母最大的心愿。其中，最值得父母庆幸和欣慰的是在孩子早期成长的道路上不生病或少生病，让他们在大人的呵护下健康、快乐地成长。

　　婴幼儿期是孩子生长发育最快的时期，也是他们各器官和功能在生理上尚不成熟的阶段。宝宝一旦生病，爸爸妈妈就会变得非常紧张和脆弱。因此，如何让孩子不生病或少生病是年轻爸爸妈妈必须具有的智慧。本书以"孩子不生病的真谛"和"认识宝宝的身体"两篇作为本书的基础部分，重点介绍了如何打好婴幼儿不生病的基础，如何满足宝宝的生理需要和如何铸就宝宝的抗病能力等方面的知识。本书后两部分由"病症的识别及其应对"与"婴幼儿常见病防治"两篇构成。"病症的识别及其应对"教你如何通过孩子的面色、饮食、二便、哭声等方面察言观色，及早发现孩子的病症及其应对方法。"婴幼儿常见病防治"向你介绍了甄别儿童疾病的危险症状与体征的知识以及儿童各个系统常见病的诊断要点和防病、治病的最新理念。

　　本书力求从实用的角度出发，体现了护理孩子不生病的智慧不单纯依靠生物因素的作用，而是通过生活方式、心理因素、环境因素综合来完成的指导思想；不要等孩子有病了才去治，而是让孩子少生病，甚至不生病的"生物、心理、社会医学"的儿童健康模式，为孩子的健康成长保驾护航。

作　者

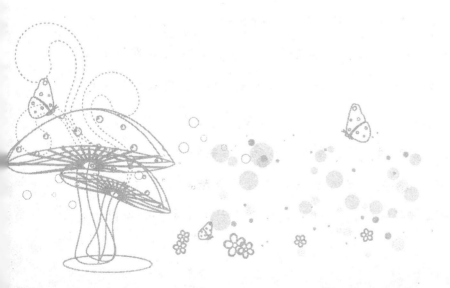

目 录

第一部分 大道至简——孩子不生病的真谛

第一章 打好孩子不生病的健康基础 …………………………………（2）

一、孩子不生病——从母亲做起 ……………………………………（2）

　　1. 孩子的先天之本 …………………………………………（2）

　　2. 避免出生缺陷的发生 ……………………………………（2）

　　3. 围产期保健——母婴健康的起点 ………………………（3）

二、母子的健康储备 …………………………………………………（3）

　　1. 孕妇营养储备的三个阶段 ………………………………（3）

　　2. 孕妇食物的多样化 ………………………………………（4）

　　3. 妊娠中后期保持体重的正常增长 ………………………（4）

　　4. 避免有毒物质通过胎盘 …………………………………（4）

　　5. 孕妇不应该吸烟 …………………………………………（4）

三、宝宝健康成长的监测 ……………………………………………（5）

　　1. 儿童身体质与量的成长 …………………………………（5）

　　2. 儿童生长发育的影响因素 ………………………………（5）

　　3. 注重高危儿的干预 ………………………………………（6）

　　4. 大夫如何评估孩子的生长发育状况 ……………………（6）

四、婴幼儿保健——儿童健康卫士 …………………………………（7）

　　1. 儿童保健的范围 …………………………………………（7）

　　2. 儿童保健各年龄期有什么不同 …………………………（7）

　　3. 儿童保健的三级预防措施 ………………………………（8）

　　4. 儿童健康管理的流程 ……………………………………（8）

第二章 满足宝宝的生理需要 ………………………………………（9）

一、吃出健康 …………………………………………………………（9）

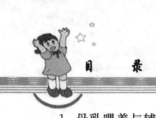

目　录

1. 母乳喂养与辅食添加的统一过程 ……………………………… （9）

2. 人生的第一次"免疫" …………………………………………… （9）

3. 走出长时间吃泥糊状食品的误区 ……………………………… （10）

4. 孩子患病时吃什么 ……………………………………………… （10）

二、充足的休息与睡眠 ……………………………………………… （11）

1. 宝宝的睡眠模式 ………………………………………………… （11）

2. 睡觉是宝宝健康的生理需要 …………………………………… （11）

3. 良好睡眠增强宝宝免疫力 ……………………………………… （12）

4. 影响睡眠的环境因素 …………………………………………… （12）

5. 养成午睡的好习惯 ……………………………………………… （12）

6. 气质与睡眠障碍 ………………………………………………… （13）

7. 睡眠肌阵挛 ……………………………………………………… （13）

三、孩子的大小便 …………………………………………………… （13）

1. 小婴儿的排尿控制 ……………………………………………… （13）

2. 从宝宝尿液看健康 ……………………………………………… （14）

3. 提醒孩子及时排尿 ……………………………………………… （14）

4. 宝宝应该喝多少水 ……………………………………………… （14）

5. 大便通畅对宝宝健康有利 ……………………………………… （15）

6. 婴幼儿便秘的常见原因 ………………………………………… （15）

7. 防小儿便秘的饮食要素 ………………………………………… （16）

8. 训练宝宝上厕所 ………………………………………………… （16）

第三章　孩子为什么会无缘无故地生病 …………………………… （17）

一、孩子需要更加清洁的环境 ……………………………………… （17）

1. 新的感染源不断出现 …………………………………………… （17）

2. 食物与环境中潜藏的风险 ……………………………………… （17）

3. 水质与儿童健康 ………………………………………………… （18）

4. 二手烟——隐形杀手 …………………………………………… （18）

5. 中医学对婴儿生病特点的论述 ………………………………… （18）

二、年纪越小,抗病能力越弱 ……………………………………… （19）

1. 免疫系统尚在发育过程中 ································· (19)

2. 年纪小,难以抵抗环境中的病菌污染 ··············· (19)

3. 生长越迅速,越容易出现营养缺乏 ················· (19)

4. 为什么上幼儿园后容易生病 ······················· (20)

5. 良好的生活习惯有哪些 ····························· (20)

三、宝宝"上火"是怎么回事 ······························· (21)

1. 认识宝宝"上火" ·································· (21)

2. 母乳喂养的宝宝为什么不容易"上火" ············· (21)

3. 不用担心母乳喂养宝宝稀糊的大便 ················· (21)

4. 防治宝宝"上火"的几个关键点 ··················· (22)

四、容易促使孩子生病的食物 ····························· (22)

1. 口味重给宝宝带来的影响 ························· (22)

2. 常吃快餐的坏处 ·································· (23)

3. 寒凉快餐对脾胃的损伤 ····························· (23)

4. 油炸、煎烤食物不利于儿童健康 ················· (23)

5. 碳酸饮料影响宝宝的钙与铁吸收 ················· (23)

第四章　宝宝抗病能力的铸就 ····························· (25)

一、抗病的免疫力从何而来 ····························· (25)

1. 先天与后天免疫力的奥秘 ························· (25)

2. 特异性免疫是指什么 ····························· (25)

3. 皮肤黏膜是第一道防线 ··························· (26)

4. 抵抗力伴随生病得到增强 ························· (26)

5. 识别自身和排斥异己的能力 ······················· (26)

6. 免疫力是把双刃剑 ······························· (27)

二、宝宝的免疫学特点 ································· (27)

1. 儿童的生理与免疫特点的关联 ··················· (27)

2. 婴幼儿的抵抗力有多强 ··························· (27)

3. 宝宝的抵抗力需要不断强固 ······················· (28)

三、小儿白细胞及其分类与成年人明显不同 ··············· (28)

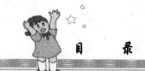

目　录

　　1. 白细胞和分类值的意义 ……………………………………（28）

　　2. 小儿血液检验值与成年人有明显差异 ………………………（29）

　　3. 粒细胞和淋巴细胞的变化 …………………………………（29）

　　4. 白细胞生成、循环和清除过程 ……………………………（30）

　四、如何从膳食中获取免疫物质 ………………………………（30）

　　1. 宝宝膳食尽可能多样化 ……………………………………（30）

　　2. 免疫力不能靠药补 …………………………………………（31）

　　3. 优质蛋白 ……………………………………………………（31）

　　4. 颜色鲜艳的水果和蔬菜 ……………………………………（31）

　　5. 复合维生素 …………………………………………………（31）

　五、中医学对提升免疫力的良方 ………………………………（32）

　　1. 健脾益气固表的食品 ………………………………………（32）

　　2. 增强宝宝抗病能力的小加餐 ………………………………（32）

　　3. 补气双菇面 …………………………………………………（32）

　　4. 温肺鸡汤糊 …………………………………………………（33）

第五章　孩子不生病的关键环节 …………………………………（34）

　一、保持机体生物钟有节奏地转动 ……………………………（34）

　　1. 保持内外环境的平衡 ………………………………………（34）

　　2. 避免脾胃负担过重 …………………………………………（34）

　　3. 最简单的抗病利器——多喝白开水 ………………………（34）

　　4. 保持室内空气新鲜——清除污染隐患 ……………………（35）

　二、三分饥与寒，小儿保平安 …………………………………（35）

　　1. 三分饥意味着什么 …………………………………………（35）

　　2. 三分寒是为了适应冷热变化 ………………………………（36）

　　3. 有意识做好耐寒训练 ………………………………………（36）

　　4. 及时添减衣物——适应外部环境的变化 …………………（36）

　三、把住"病从口入"关 …………………………………………（37）

　　1. 大人孩子都要勤洗手 ………………………………………（37）

　　2. 掌握科学洗手的方法 ………………………………………（37）

3. 亲吻宝宝要小心 …………………………… （38）

4. 小儿出行,健康第一 ……………………… （38）

5. 夏天如何使用空调 ………………………… （38）

6. 使用空调不可贪凉 ………………………… （39）

四、扶助正气,避开邪气 ……………………… （39）

1. 减少与外界感染接触的机会 ……………… （39）

2. 保持身体内外平衡 ………………………… （39）

3. 孩子的免疫力在不断增强 ………………… （40）

4. 宝宝不能生活在压力之中 ………………… （40）

五、阳光与运动的好处 ………………………… （40）

1. 户外活动 …………………………………… （40）

2. 蹦蹦跳跳伴随孩子长大 …………………… （41）

3. 婴幼儿被动和主动做操 …………………… （41）

4. 如何给宝宝做婴儿体操 …………………… （42）

5. 宝宝的运动能力 …………………………… （42）

六、把肥胖的身躯减下来 ……………………… （43）

1. 肥胖不是健康的标志 ……………………… （43）

2. 宝宝胖不胖1岁前控制很重要 …………… （43）

3. 吃得多,动得少 …………………………… （44）

4. 不同阶段儿童肥胖的特点 ………………… （44）

5. 儿童肥胖的危害 …………………………… （44）

6. 胖宝宝的饮食控制 ………………………… （45）

7. 胖宝宝多做有氧移位运动 ………………… （45）

七、小心儿童患上成人病 ……………………… （46）

1. 小儿高血压、高血脂、脂肪肝 …………… （46）

2. 小儿也患糖尿病 …………………………… （46）

3. 预防糖尿病从孩子开始 …………………… （47）

4. 查体时应当给孩子测血压 ………………… （47）

第六章　预防儿童生病的第一道防线 ……………………… (48)

一、新生儿筛查 ……………………………………………… (48)

1. 新生儿疾病筛查包括哪些 …………………………… (48)

2. 苯丙酮尿症 …………………………………………… (48)

3. 先天性甲状腺功能低下症 …………………………… (49)

4. 葡萄糖-6-磷酸脱氢酶缺乏症 ……………………… (49)

5. 先天性肾上腺皮质增生症 …………………………… (49)

6. 新生儿眼病、视力筛查 ……………………………… (50)

7. 新生儿听力筛查 ……………………………………… (50)

8. 先天性髋关节脱位筛查 ……………………………… (50)

二、多一分注意少一分意外 ……………………………… (51)

1. 轻度外伤 ……………………………………………… (51)

2. 严重的摔伤应该及时就医 …………………………… (51)

3. 意外跌落 ……………………………………………… (51)

4. 引起跌落地方的重点防护 …………………………… (52)

5. 幼儿跌伤可能随时发生 ……………………………… (52)

6. 婴儿摔伤的护理 ……………………………………… (53)

7. 小心严重的摔伤 ……………………………………… (53)

8. 吞入异物 ……………………………………………… (53)

9. 小心衣物、被褥引发的窒息 ………………………… (53)

10. 预防儿童药物中毒从家庭做起 …………………… (54)

11. 烧烫伤、触电 ……………………………………… (54)

12. 误食中毒 …………………………………………… (54)

13. 溺水 ………………………………………………… (55)

14. 节假日防意外发生 ………………………………… (55)

15. 发生意外的处理要点 ……………………………… (55)

16. 小儿基本心肺复苏术 ……………………………… (55)

第二部分　认识宝宝的身体

第七章　看似"畸形"的正常宝宝 ……………………………… (58)

一、认识新生宝宝 ………………………………………………… (58)

　　1. 头部 ………………………………………………………… (58)

　　2. 囟门 ………………………………………………………… (58)

　　3. 眼睛 ………………………………………………………… (59)

　　4. 脐部 ………………………………………………………… (59)

　　5. 乳房和生殖器 …………………………………………… (59)

　　6. 婴儿的青蛙腹 …………………………………………… (60)

　　7. 粟粒疹 ……………………………………………………… (60)

　　8. 新生儿黄疸 ……………………………………………… (60)

　　9. 母乳性黄疸 ……………………………………………… (61)

　　10. "乳痂" …………………………………………………… (61)

　　11. 胎发 ……………………………………………………… (61)

　　12. 粪便 ……………………………………………………… (62)

二、新生宝宝的细心照顾 ……………………………………… (62)

　　1. 吃饱、穿暖 ……………………………………………… (62)

　　2. 环境适宜 ………………………………………………… (62)

　　3. 新生儿衣物挑选有讲究 ………………………………… (63)

　　4. 新生宝宝需不需要枕头 ………………………………… (63)

　　5. 新生儿皮脂的保护作用 ………………………………… (63)

　　6. 给新生儿洗澡应注意什么 ……………………………… (64)

　　7. 新生儿尿布皮炎的防治 ………………………………… (64)

　　8. 头发的清洗护理 ………………………………………… (64)

　　9. 脐部护理 ………………………………………………… (65)

　　10. 新生宝宝的神经反射 …………………………………… (65)

三、不要担心这些骨骼"畸形" ………………………………… (65)

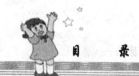

1. 婴幼儿的骨骼特征 ……………………………………………………… (65)

2. 姿势性变形 ………………………………………………………………… (66)

3. 大多肋缘外翻是生理性的 ……………………………………………… (66)

4. 韧带松弛造成的双腿弯曲 ……………………………………………… (66)

5. 病理性"O"形腿、"X"形腿 …………………………………………… (67)

6. 小儿髋关节的发育 ……………………………………………………… (67)

7. 斜颈 ………………………………………………………………………… (68)

8. 儿童时期的生长痛不是病 ……………………………………………… (68)

9. 生长痛的辨别 …………………………………………………………… (68)

10. 脊椎的发育与脊椎弧度 ……………………………………………… (69)

四、一些不正常的地方会慢慢得到纠正 ………………………………… (69)

1. 胎记和血管瘤 …………………………………………………………… (69)

2. 脊椎、两腿与双脚 ……………………………………………………… (70)

3. 大腿皮肤皱褶不对称 …………………………………………………… (70)

4. 姿势性内翻、外翻足 …………………………………………………… (70)

5. 小腿内弯及内旋 ………………………………………………………… (70)

6. 扳机指或拇指内收 ……………………………………………………… (71)

五、认识小宝宝的生殖器 …………………………………………………… (71)

1. 男孩外阴的发育过程 …………………………………………………… (71)

2. 小儿包茎是怎么回事 …………………………………………………… (71)

3. 什么情况需做包皮环切手术 ………………………………………… (72)

4. 阴囊的保护作用 ………………………………………………………… (72)

5. 宝宝喜欢摸自己的生殖器 …………………………………………… (72)

6. 女婴阴道的特点 ………………………………………………………… (73)

7. 女婴阴部的日常护理 …………………………………………………… (73)

8. 儿科女婴外阴阴道炎 …………………………………………………… (73)

9. 新生女宝宝为什么会出现阴道出血 ………………………………… (74)

第八章　小儿五官发育与护理 …………………………………………… (75)

一、视力发育 ………………………………………………………………… (75)

1. 认识宝宝眼睛的构造及其功能 …………………… (75)

2. 宝宝的第一次眼睛检查 …………………………… (75)

3. 给孩子一个明亮的世界 …………………………… (76)

4. 视力异常 …………………………………………… (76)

5. 儿童斜视的早期发现 ……………………………… (76)

6. 小儿弱视是怎么回事 ……………………………… (77)

7. 弱视的及早训练原则 ……………………………… (77)

8. 保护好宝宝的视力 ………………………………… (77)

9. 多吃精米精面易造成眼球过长 …………………… (78)

二、儿童口腔、牙齿的发育 ……………………………… (78)

1. 宝宝长出的第一颗乳牙 …………………………… (78)

2. 保护宝宝牙齿从怀孕开始 ………………………… (79)

3. 帮助宝宝保护小乳牙 ……………………………… (79)

4. 什么叫"奶瓶龋齿" ……………………………… (80)

5. 为什么孩子牙齿长得不齐 ………………………… (80)

6. 磨牙食品的选择与制作 …………………………… (80)

7. 六龄牙——儿童的第一颗恒磨牙 ………………… (81)

8. 不可忽视"硬食物"的保健作用 ………………… (81)

9. 乳牙为恒牙萌出打好基础 ………………………… (81)

10. 牙齿窝沟封闭——有效的防龋方法 …………… (81)

11. 宝宝口水的功能不可小视 ……………………… (82)

12. 宝宝流口水的原因 ……………………………… (82)

13. 宝宝口臭的两大因素 …………………………… (82)

三、耳、听力发育 ………………………………………… (83)

1. 认识宝宝听力发展过程 …………………………… (83)

2. 耳内异物 …………………………………………… (83)

3. 噪声损害儿童听力 ………………………………… (84)

4. 避免耳毒性药物的使用 …………………………… (84)

四、皮肤及其护理 ………………………………………… (84)

1. 婴幼儿的皮肤 ································ （84）

2. 为婴儿的皮肤发育提供营养 ················ （85）

3. 冬天宝宝皮肤最需要呵护 ·················· （85）

4. 婴儿休止期脱发 ·························· （86）

5. 婴儿掉头发怎么办 ························ （86）

第三部分　病症的识别及其应对

第九章　察颜观色宝宝健康 ······················ （88）

一、面色辨病 ································ （88）

1. 健康的宝宝一眼就可以看出 ················ （88）

2. 孩子有病会写在脸上 ······················ （88）

3. "贫血貌" ······························ （89）

4. 看眼神 ································ （89）

5. 精神不好,仔细查找原因 ·················· （89）

6. 不好好玩耍,是孩子不舒服 ················ （90）

二、问饮食,察二便 ·························· （90）

1. 拒食或食欲不佳 ························ （90）

2. 察看两便 ······························ （90）

3. 大便变化 ······························ （91）

三、听一听孩子的哭声 ························ （91）

1. 反常的哭闹 ···························· （91）

2. 找出宝宝啼哭的原因 ······················ （92）

3. 亢奋的孩子 ···························· （92）

4. 肠绞痛 ································ （92）

5. 怎样使哭闹的宝宝安静下来 ················ （93）

四、看指甲辨病 ······························ （93）

1. 指甲有白斑点 ·························· （93）

2. 指甲出现横白线 ························ （94）

3. 指甲凹凸不平 ································· (94)

4. 指甲边缘脱皮 ································· (94)

5. 指甲变脆、分层 ······························ (94)

五、看皮疹辨疾病 ································· (95)

1. 小儿常见的皮疹 ······························ (95)

2. 发生斑丘疹的常见疾病 ························ (95)

3. 发生疱疹的病毒性感染 ························ (96)

4. 发生疱疹的化脓性感染 ························ (96)

5. 紫癜 ··· (97)

第十章 发热 ······································· (99)

一、发热对婴幼儿意味着什么 ················· (99)

1. 发热显示的多种信息 ························ (99)

2. 发热是人体的一道"防护墙" ·············· (100)

3. 宝宝体温测量常识 ························· (100)

4. 如何找出自己的"正常体温" ·············· (100)

5. 儿童体温的正常波动 ······················ (101)

6. 发热时体温为什么会忽高忽低 ············ (101)

二、发热的一般自然过程 ······················ (101)

1. 一般规律是怕冷、发热和出汗 ············ (101)

2. 看、摸、测——及早发现宝宝发热 ········ (102)

3. 发热对机体的不良影响 ···················· (102)

三、小儿发热的治疗与护理 ··················· (103)

1. 小儿发热时的饮食 ························· (103)

2. 感冒患儿避免三高饮食 ···················· (103)

3. 吃退热药要权衡利弊 ······················ (103)

4. 退热药物对儿童的保护作用 ··············· (104)

5. 宝宝发热用酒精擦浴要慎重 ··············· (104)

6. 几种简单的物理降温法 ···················· (105)

7. 发热会不会把脑袋热坏 ···················· (105)

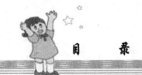

第十一章　咳嗽 ……………………………………………… (106)

　一、辨别不同性质的咳嗽 ………………………………… (106)

　　1. 感冒或流感引起的咳嗽 …………………………… (106)

　　2. 毛细支气管炎引起的咳嗽 ………………………… (106)

　　3. 持续咳嗽并伴有喘鸣或气喘 ……………………… (107)

　　4. 痉挛发作性阵咳 …………………………………… (107)

　　5. 咳嗽的同时发热、气喘、发绀 …………………… (107)

　　6. 区别过敏性咳嗽 …………………………………… (107)

　二、小儿咳嗽的治疗与护理 ……………………………… (108)

　　1. 咳嗽是一种生理防御反射 ………………………… (108)

　　2. 过敏性咳嗽的几率不断增加 ……………………… (108)

　三、小儿哮喘 ……………………………………………… (109)

　　1. 哮喘的特点 ………………………………………… (109)

　　2. 哮喘的应对 ………………………………………… (109)

第十二章　小儿腹泻 ………………………………………… (111)

　一、小儿腹泻对儿童生长危害极大 ……………………… (111)

　　1. 什么情况才算患了腹泻 …………………………… (111)

　　2. 轻度腹泻和重度腹泻 ……………………………… (111)

　　3. "学步儿腹泻" ……………………………………… (112)

　　4. 如何判断腹泻病情是否严重 ……………………… (112)

　二、腹泻的治疗与预防 …………………………………… (112)

　　1. 小儿脱水的临床表现 ……………………………… (112)

　　2. 小儿脱水的积极纠正 ……………………………… (113)

　　3. 腹泻的宝宝不需要禁食 …………………………… (113)

　　4. 小儿腹泻需要抗生素治疗吗 ……………………… (113)

　　5. 小儿腹泻以预防为主 ……………………………… (114)

　三、呕吐 …………………………………………………… (114)

　　1. 婴儿吐奶与真性呕吐 ……………………………… (114)

　　2. 幽门狭窄是怎么回事 ……………………………… (115)

3. 宝宝幽门狭窄的治疗 ……………………………… (115)

4. 胃食管反流 …………………………………………… (115)

5. 胃食管反流怎么治 …………………………………… (116)

6. 小儿肠梗阻 …………………………………………… (116)

7. 幼儿呕吐 ……………………………………………… (116)

8. 减少婴儿吐奶的技巧 ………………………………… (117)

9. 呃逆的应对办法 ……………………………………… (117)

10. 小儿呕吐的治疗 …………………………………… (117)

第十三章 腹痛 ……………………………………………… (118)

一、引起小儿腹痛的原因 …………………………………… (118)

1. 不同原因引起的腹痛 ……………………………… (118)

2. 小儿腹痛的内、外科之分 ………………………… (118)

3. 内、外科小儿腹痛的一些特点 …………………… (119)

4. 小儿腹痛的护理重点 ……………………………… (119)

5. 小儿腹痛与疾病 …………………………………… (119)

6. 什么是小儿肠套叠 ………………………………… (120)

7. 小儿疝气 …………………………………………… (120)

8. 小儿疝气的处置 …………………………………… (120)

二、小儿肠痉挛 ……………………………………………… (121)

1. 认识小儿肠痉挛 …………………………………… (121)

2. 如何减少肠痉挛的发生 …………………………… (121)

三、小儿腹胀 ………………………………………………… (122)

1. 肠内空气引起的腹胀 ……………………………… (122)

2. 疾病伴随的腹胀 …………………………………… (122)

四、婴幼儿轻度胃肠功能紊乱 ……………………………… (122)

1. 什么是婴幼儿轻度胃肠功能紊乱 ………………… (122)

2. 婴幼儿轻度胃肠功能紊乱饮食疗法 ……………… (123)

第十四章 小儿惊厥 ………………………………………… (124)

一、对小儿惊厥的认识 ……………………………………… (124)

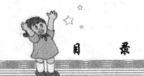

1. 小儿为什么会发生惊厥 …………………………………（124）

2. 高热惊厥 …………………………………………………（124）

3. 婴儿痉挛症 ………………………………………………（125）

4. 小儿癫痫 …………………………………………………（125）

5. 颅内感染 …………………………………………………（125）

6. 脑炎、脑膜炎 ……………………………………………（126）

二、小儿惊厥的紧急处理 ……………………………………（126）

1. 小儿惊厥的家庭急救 ……………………………………（126）

2. 小儿癫痫治疗的注意点 …………………………………（127）

三、一些原始反射的生理意义 ………………………………（127）

1. 观察原始反射的意义 ……………………………………（127）

2. 如何对待原始反射异常 …………………………………（127）

3. 寻觅反射 …………………………………………………（128）

4. 吸吮反射、吞咽反射 ……………………………………（128）

5. 抓握反射、爬行反射 ……………………………………（128）

第十五章　脑性瘫痪 …………………………………………（129）

1. 什么叫脑性瘫痪 …………………………………………（129）

2. 孩子发生脑性瘫痪的原因 ………………………………（129）

3. 怎样才能及早发现脑瘫 …………………………………（130）

4. 脑瘫患儿卧位和坐位的反应异常 ………………………（130）

5. 脑瘫时神经反射的异常出现 ……………………………（130）

6. 脑瘫患儿的及早康复治疗 ………………………………（130）

第十六章　小儿遗尿 …………………………………………（132）

一、孩子遗尿的原因 …………………………………………（132）

1. 大多数孩子尿床是正常现象 ……………………………（132）

2. 遗尿的基因学研究 ………………………………………（132）

3. 遗尿孩子应排除的疾病 …………………………………（133）

4. 中医学认为小儿遗尿与肾气不足有关 …………………（133）

二、小儿遗尿的治疗 …………………………………………（133）

1. 正确对待孩子遗尿 ……………………………………… (133)

2. 遗尿孩子的饮食疗法 …………………………………… (134)

第四部分　婴幼儿常见病防治

第十七章　小儿常见病的正确认识 ……………………… (136)

1. 首先确定疾病的严重程度 ……………………………… (136)

2. 评估结果的指导意义 …………………………………… (137)

3. 儿童疾病综合管理 ……………………………………… (138)

第十八章　上呼吸道感染 ………………………………… (139)

一、宝宝容易患上呼吸道感染的生理学原因 ……………… (139)

1. 为什么小儿容易患上呼吸道感染 ……………………… (139)

2. 风寒或风热上呼吸道感染的辨证 ……………………… (139)

3. 如何判断婴儿感冒重不重 ……………………………… (140)

4. 小儿扁桃体炎 …………………………………………… (140)

5. "过敏黑眼圈" …………………………………………… (141)

6. 上呼吸道感染容易发展成什么病 ……………………… (141)

二、小儿上呼吸道感染的治疗与护理 ……………………… (141)

1. 宝宝反复呼吸道感染怎么办 …………………………… (141)

2. 不要用抗生素治疗感冒 ………………………………… (142)

3. 经常服用板蓝根能预防上呼吸道感染吗 ……………… (142)

4. 儿童上呼吸道感染用药宜谨慎 ………………………… (143)

5. 防治宝宝"上火"的饮食疗法 ………………………… (143)

6. 预防小儿上呼吸道感染的适宜护理环境 ……………… (143)

7. 卧床休息使小儿上呼吸道感染好上一半 ……………… (144)

8. 儿童上呼吸道感染不必输液治疗 ……………………… (144)

第十九章　小儿肺炎 ……………………………………… (145)

一、怎样知道宝宝患了肺炎 ………………………………… (145)

1. 婴幼儿为什么容易患肺炎 ……………………………… (145)

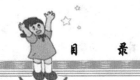

2. 医学上对小儿肺炎的分类 ……………………………………（145）

3. 认真记录肺炎患儿的呼吸次数 ………………………………（146）

4. 如何区分上呼吸道感染与肺炎 ………………………………（147）

5. 小儿急性支气管炎的症状 ……………………………………（147）

6. 支气管炎和肺炎有什么区别 …………………………………（147）

7. 小儿肺炎的诊断标准 …………………………………………（148）

二、毛细支气管炎 …………………………………………………（148）

1. 毛细支气管炎的特点 …………………………………………（148）

2. 毛细支气管炎的临床表现 ……………………………………（149）

3. 毛细支气管炎的治疗与预防 …………………………………（149）

4. 支原体肺炎 ……………………………………………………（149）

5. 肺炎疫苗接种常识 ……………………………………………（150）

6. 肺炎疫苗的选择 ………………………………………………（150）

第二十章　婴幼儿腹泻 …………………………………………（151）

一、引起小儿腹泻的常见原因 ……………………………………（151）

1. 急性肠胃炎 ……………………………………………………（151）

2. 小儿夏季腹泻 …………………………………………………（151）

3. 秋季腹泻 ………………………………………………………（152）

4. 腹泻对儿童营养与生长影响最大 ……………………………（152）

二、轮状病毒感染对小儿最猖獗 …………………………………（152）

1. 轮状病毒感染的诊断 …………………………………………（152）

2. 如何治疗轮状病毒腹泻 ………………………………………（153）

3. 如何预防轮状病毒感染 ………………………………………（153）

三、乳糖不耐受 ……………………………………………………（153）

1. 什么是乳糖不耐受 ……………………………………………（153）

2. 先天性乳糖不耐受 ……………………………………………（154）

3. 乳糖不耐受的症状 ……………………………………………（154）

4. 乳糖不耐受如何治疗或预防 …………………………………（154）

四、婴幼儿腹泻家庭护理与预防 …………………………………（155）

1. 急性胃肠炎的家庭处理 …………………………………………… (155)

2. 预防宝宝腹泻三环节 ……………………………………………… (155)

3. 小儿不宜食用生冷食物 …………………………………………… (156)

五、婴幼儿腹泻的水电解质平衡 …………………………………… (156)

1. 口服补液盐（ORS）的概念 ……………………………………… (156)

2. 口服补液盐（ORS）的配方组成 ………………………………… (157)

3. 口服补液盐（ORS）的正确使用 ………………………………… (157)

4. 如何对待无明显脱水的腹泻患儿 ………………………………… (157)

5. 高糖饮食可能加重腹泻 …………………………………………… (158)

第二十一章　先天性心脏病 ………………………………………… (159)

一、对小儿先天性心脏病的认识 …………………………………… (159)

1. 先天性心脏病是怎样发生的 ……………………………………… (159)

2. 先心病的无青紫型和青紫型两大类型 …………………………… (159)

3. 先心病患儿的早期表现 …………………………………………… (160)

4. 发现心脏杂音的意义 ……………………………………………… (160)

5. 先心病的特殊指征 ………………………………………………… (160)

二、小儿先天性心脏病的风险 ……………………………………… (161)

1. 先天性心脏病儿童都必须开刀治疗吗 …………………………… (161)

2. 先心病的手术时机与风险程度 …………………………………… (161)

第二十二章　小儿肾炎与尿路感染 ………………………………… (163)

一、急性肾炎与肾病综合征 ………………………………………… (163)

1. 儿童泌尿系统疾病的发病率 ……………………………………… (163)

2. 急性肾炎的临床表现 ……………………………………………… (163)

3. 血尿的原因 ………………………………………………………… (164)

二、小儿尿路感染与肾脏结石 ……………………………………… (164)

1. 尿路感染与肾脏畸形的联系 ……………………………………… (164)

2. 小儿尿路感染的临床表现 ………………………………………… (165)

3. 小儿患尿路感染的几个原因 ……………………………………… (165)

4. 为什么小儿尿液会呈白色浑浊样 ………………………………… (165)

　　5. 为什么婴幼儿也患肾结石 ………………………………………（166）

　　6. 哪些食物容易引起肾结石 ………………………………………（166）

　三、小儿泌尿道感染的护理 …………………………………………（166）

　　1. 婴幼儿泌尿道感染的居家护理 …………………………………（166）

　　2. 如何预防小儿尿路感染 …………………………………………（167）

第二十三章　过敏性疾病 ……………………………………………（168）

　一、过敏性疾病有哪些 ………………………………………………（168）

　　1. 为什么会发生过敏现象 …………………………………………（168）

　　2. 不同年龄阶段过敏的表现 ………………………………………（168）

　　3. 秋冬季宝宝过敏性鼻炎 …………………………………………（169）

　　4. 过敏性鼻炎的预防 ………………………………………………（169）

　　5. 宝宝老爱揉眼睛可能是过敏 ……………………………………（169）

　　6. 小儿荨麻疹 ………………………………………………………（170）

　二、对小儿湿疹的识别 ………………………………………………（170）

　　1. 小儿湿疹的特点 …………………………………………………（170）

　　2. 婴儿湿疹的渗出与干燥分型 ……………………………………（170）

　　3. 宝宝流口水引起的湿疹 …………………………………………（171）

　三、宝宝湿疹的家庭护理 ……………………………………………（171）

　　1. 减少对患湿疹宝宝皮肤的刺激 …………………………………（171）

　　2. 冬季湿疹如何防护 ………………………………………………（172）

　　3. 湿疹药膏中的激素对宝宝有影响吗 ……………………………（172）

　　4. 婴儿湿疹的合理用药 ……………………………………………（172）

　　5. 婴儿脂溢性皮炎的护理 …………………………………………（173）

　四、宝宝过敏的预防 …………………………………………………（173）

　　1. 如何找出过敏原 …………………………………………………（173）

　　2. 过敏预防的三步策略 ……………………………………………（173）

第二十四章　小儿五官疾病 …………………………………………（175）

　一、眼睛疾病 …………………………………………………………（175）

　　1. 新生儿泪道狭窄或不通 …………………………………………（175）

2. 婴儿结膜炎症状有哪些 ……………………………………（175）

3. 病毒性结膜炎 ………………………………………………（175）

4. 细菌性结膜炎 ………………………………………………（176）

5. 如何给宝宝上眼药膏 ………………………………………（176）

6. 麦粒肿 ………………………………………………………（176）

7. 麦粒肿的家庭护理 …………………………………………（177）

二、鼻、喉、咽疾病 ……………………………………………（177）

1. 区别流鼻涕、鼻塞的不同病因 ……………………………（177）

2. 流鼻涕、鼻塞的家庭护理 …………………………………（178）

3. 小儿为什么容易流鼻血 ……………………………………（178）

4. 孩子流鼻血的紧急处理 ……………………………………（178）

5. 急性咽炎 ……………………………………………………（179）

6. 小儿急性喉炎来势凶险 ……………………………………（179）

7. 宝宝为什么会打鼾 …………………………………………（179）

8. 儿童睡眠窒息症 ……………………………………………（180）

9. 腺样体肥大 …………………………………………………（180）

三、婴儿口腔问题 ………………………………………………（180）

1. 宝宝鹅口疮的症状 …………………………………………（180）

2. 宝宝鹅口疮怎么治疗 ………………………………………（181）

3. 感染鹅口疮有危险吗 ………………………………………（181）

4. 什么是舌系带过短 …………………………………………（181）

5. 舌系带过短影响宝宝吃母乳吗 ……………………………（182）

6. 舌系带过短怎么治疗 ………………………………………（182）

四、小儿磨牙常见原因及其应对 ………………………………（182）

1. 孩子磨牙常见原因 …………………………………………（182）

2. 磨牙对孩子健康的影响 ……………………………………（183）

3. 孩子磨牙的应对方法 ………………………………………（183）

五、耳朵感染 ……………………………………………………（183）

1. 耳屎的作用 …………………………………………………（183）

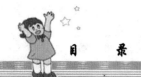

2. 宝宝耳屎多有什么坏处 ……………………………………… (184)

3. 宝宝耳屎多怎么办 ………………………………………… (184)

4. 如何判断宝宝的听力是否正常 …………………………… (184)

5. 宝宝耳部为什么容易被感染 ……………………………… (185)

6. 急性中耳炎的表现 ………………………………………… (185)

7. 慢性渗出性中耳炎 ………………………………………… (185)

8. 给宝宝洗澡的时候,水流进耳朵怎么办 ………………… (185)

9. 小儿耳部感染的家庭护理 ………………………………… (186)

六、其他皮肤疾病 ……………………………………………… (186)

1. 孩子手上有"小珍珠"怎么办 …………………………… (186)

2. "小白斑"与"白癜风"的区别 …………………………… (187)

3. 夏季严防虫咬皮炎 ………………………………………… (187)

4. 冬季需防孩子"烂嘴角" …………………………………… (187)

5. 皮肤出现"鱼鳞"是怎么回事 …………………………… (188)

6. 剃光头的小宝宝不要暴晒 ………………………………… (188)

第二十五章　小儿传染病及其预防 …………………………… (189)

一、小儿传染病的一般规律 …………………………………… (189)

1. 小儿传染病的病原体 ……………………………………… (189)

2. 小儿传染病的感染途径 …………………………………… (189)

3. 小儿传染病易患年龄与季节 ……………………………… (190)

二、麻疹 ………………………………………………………… (190)

1. 小儿麻疹是怎么回事 ……………………………………… (190)

2. 现在的宝宝还会得小儿麻疹吗 …………………………… (190)

3. 小儿麻疹有哪些症状 ……………………………………… (191)

4. 小儿麻疹常会出现多种并发症 …………………………… (191)

5. 麻疹的治疗与护理 ………………………………………… (191)

6. 麻疹的预防 ………………………………………………… (192)

三、水痘 ………………………………………………………… (192)

1. 宝宝出水痘的症状 ………………………………………… (192)

2. 水痘传染性强但病情温和 ……………………………………… (192)

3. 水痘是怎样传播的 ……………………………………………… (193)

4. 水痘的治疗与护理 ……………………………………………… (193)

5. 水痘疫苗的预防作用 …………………………………………… (193)

四、流行性腮腺炎 …………………………………………………… (194)

1. 小儿流腮的临床表现 …………………………………………… (194)

2. 肿大腮腺的鉴别 ………………………………………………… (194)

3. 流行性腮腺炎的治疗与预后 …………………………………… (195)

4. 流行性腮腺炎的并发症 ………………………………………… (195)

五、猩红热 …………………………………………………………… (195)

1. 猩红热的早期症状 ……………………………………………… (195)

2. 猩红热的诊断 …………………………………………………… (196)

3. 猩红热的治疗原则 ……………………………………………… (196)

六、幼儿急疹 ………………………………………………………… (196)

1. 幼儿急疹临床表现 ……………………………………………… (196)

2. 如何做到早期诊断幼儿急疹 …………………………………… (197)

3. 幼儿急疹应对措施 ……………………………………………… (197)

七、风疹 ……………………………………………………………… (198)

1. 风疹是由风疹病毒引起的出疹性疾病 ………………………… (198)

2. 风疹不需特别的治疗 …………………………………………… (198)

3. 风疹与先天异常 ………………………………………………… (198)

4. 传染病发病后出疹的时间 ……………………………………… (199)

八、手足口病 ………………………………………………………… (199)

1. 什么是手足口病 ………………………………………………… (199)

2. 手足口病的治疗 ………………………………………………… (199)

3. 小儿手足口病的预防 …………………………………………… (200)

九、预防疫苗一针一粒也不能少 …………………………………… (200)

1. 儿童为什么要打预防针 ………………………………………… (200)

2. 计划免疫 ………………………………………………………… (200)

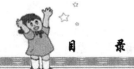

3. 通常使用疫苗的种类 ┈┈┈┈┈┈┈┈┈┈┈┈ (201)

4. 预防接种的注意事项 ┈┈┈┈┈┈┈┈┈┈┈┈ (201)

5. 计划外疫苗的选择使用 ┈┈┈┈┈┈┈┈┈┈ (202)

6. 体质虚弱的宝宝可考虑接种的疫苗 ┈┈┈┈ (202)

7. 疫苗潜在的不良反应 ┈┈┈┈┈┈┈┈┈┈┈┈ (202)

8. 预防接种的局部反应 ┈┈┈┈┈┈┈┈┈┈┈┈ (203)

9. 预防接种的全身反应 ┈┈┈┈┈┈┈┈┈┈┈┈ (203)

10. 预防接种的偶合或诱发 ┈┈┈┈┈┈┈┈┈┈ (203)

11. 感冒时能打预防针吗 ┈┈┈┈┈┈┈┈┈┈┈ (204)

12. 国产疫苗和进口疫苗的区别 ┈┈┈┈┈┈┈ (204)

13. 什么情况不能接种疫苗 ┈┈┈┈┈┈┈┈┈┈ (204)

14. 预防接种的抗体水平监测 ┈┈┈┈┈┈┈┈ (205)

十、几种疫苗介绍 ┈┈┈┈┈┈┈┈┈┈┈┈┈┈┈┈ (205)

1. 卡介苗 ┈┈┈┈┈┈┈┈┈┈┈┈┈┈┈┈┈┈┈ (205)

2. 乙肝疫苗 ┈┈┈┈┈┈┈┈┈┈┈┈┈┈┈┈┈┈ (206)

3. 脊髓灰质炎糖丸 ┈┈┈┈┈┈┈┈┈┈┈┈┈┈ (206)

4. 麻风腮三价疫苗 ┈┈┈┈┈┈┈┈┈┈┈┈┈┈ (207)

第二十六章　小儿用药 ┈┈┈┈┈┈┈┈┈┈┈┈┈ (208)

一、小儿用药的特点 ┈┈┈┈┈┈┈┈┈┈┈┈┈┈ (208)

1. 儿童正确服用药物 4 要点 ┈┈┈┈┈┈┈┈┈ (208)

2. 自行购药常见的失误 ┈┈┈┈┈┈┈┈┈┈┈┈ (208)

3. 小心外用药对皮肤的伤害 ┈┈┈┈┈┈┈┈┈ (209)

4. 药品的有效期与保存 ┈┈┈┈┈┈┈┈┈┈┈┈ (209)

5. 病程延长的医源性因素 ┈┈┈┈┈┈┈┈┈┈ (209)

二、小儿安全用药 ┈┈┈┈┈┈┈┈┈┈┈┈┈┈┈┈ (210)

1. 儿童并不是成年人的缩小版 ┈┈┈┈┈┈┈ (210)

2. 宝宝慎用成年人药 ┈┈┈┈┈┈┈┈┈┈┈┈┈ (210)

3. 常用感冒药也有危险因素 ┈┈┈┈┈┈┈┈┈ (210)

4. 退热药可能会杀伤机体的白细胞 ┈┈┈┈┈ (211)

5. 滥用抗生素的儿童长大易患哮喘 ………………… (211)

6. 新生儿应当远离的几类药品 ……………………… (211)

7. 用药不当不利于机体康复 ………………………… (212)

三、输液治疗与其他途径用药的利弊 ………………… (212)

1. 怎样理解"输液好得快" …………………………… (212)

2. 小儿打退热针不是最佳选择 ……………………… (213)

3. 孩子感冒发热不要指望一天就好 ………………… (213)

4. 不同用药途径的技巧 ……………………………… (213)

5. 给宝宝喂药前的准备 ……………………………… (214)

6. 给宝宝喂药千万别捏鼻子灌 ……………………… (214)

四、小儿中成药是平安药吗 …………………………… (215)

1. 中药的退热作用 …………………………………… (215)

2. 治疗小儿感冒的中成药 …………………………… (215)

3. 小儿健脾胃用药 …………………………………… (215)

4. 常服小儿中成药安全吗 …………………………… (216)

5. 为什么"平安药"的说法不科学 ………………… (216)

第一部分
大道至简——孩子不生病的真谛

第一章　打好孩子不生病的健康基础

一、孩子不生病——从母亲做起

1. 孩子的先天之本

　　孕妇的健康状况直接影响胎儿的生长发育,就像一粒种子,种在肥沃的土壤里自然能长出健壮的小苗,种在贫瘠的土壤里长出的苗就又细又弱。土壤的肥沃与贫瘠,相对于人体而言,就是气血是否充足,营养是否全面、均衡,心理状态是否良好。为此,孩子的先天之本就是妈妈的健康,应当做到保证孕母充足的营养,合理安排生活、工作,积极防治疾病,慎重用药,心情愉快。

　　从受孕的第一天开始,生命就开始了,那一刻称为受精卵。受孕后 8～10 周称为胚胎期,这一时期的胚胎无法离开子宫存活,此后至出生的这个阶段就是胎儿期。胎儿各个器官正处于生长、发育的时期,因为孕妇营养不良、心情不愉悦或是疾病影响,胎儿的发育无疑会受到损伤,这对孩子出生以后乃至长大成人都会从不同的方面表现出来。

2. 避免出生缺陷的发生

　　出生缺陷是儿童健康的天敌。出生缺陷的发生依次为先天性心脏病、神经管畸形、唇腭裂、唐氏综合征(先天愚型)。此外,TORCH 感染也是导致出生缺陷的主要生物因素之一。TORCH 是这些疾病英文病名的第一个字母组合起来的名称,其中 T 代表弓形虫,R 代表风疹,C 指巨细胞病毒,H 代表疱疹病毒,O 指其他病原如梅毒等。它们可以导致流产、早产、死胎或胎儿生长迟缓、发育畸形,而且通过产道和母乳还可以引起新生儿感染,如果累及神经系统,可造成不同程度的智力障碍以及各种瘫痪、失聪、失明等后遗症。

预防出生缺陷的发生,包括遗传咨询、产前检查、禁止近亲结婚等;预防孕期感染,尤其病毒感染;避免接触放射线,避免化学物质的污染;及时治疗慢性病,慎用药物等。

3. 围产期保健——母婴健康的起点

胎龄在 28 周至出生后 1 周的胎儿和新生儿,统称围产儿。围产医学是 20世纪 60 年代兴起的,是研究孕产妇和胎婴儿的生理、病理,促进孕期妇女健康,保障胎儿正常生长发育,以及新生儿健康成长的一门多学科的边缘科学。围产期保健重点在于预防先天性遗传病,预防异常产、早产、低出生体重儿、胎儿生长发育迟滞,以及预防新生儿窒息和感染等。

孕前检查是围产期保健的重要手段之一,当夫妻在准备怀孕之前,就应先行去做孕前检查,而不要等到怀孕后才去检查,检查的时机大约在准备怀孕的前 3 个月就可以。如果准妈妈有代谢问题、自体免疫系统疾病、糖尿病、高血压病、明显的家族遗传疾病病史,做孕前检查时需要详尽和全面了解。

二、母子的健康储备

1. 孕妇营养储备的三个阶段

怀孕头 3 个月为第一期,是胚胎发育的初期,此时孕妇体重增长较慢,故所需营养与非孕时近似。第二期即第四个月起体重增长迅速,母体开始贮存脂肪及部分蛋白质,此时胎儿、胎盘、羊水、子宫、乳房、血容量等都迅速增长,孕妇增加体重 4～5 千克。妊娠的后 3 个月为第三期,体重约增加 5 千克,整个妊娠期总体重增加约 12 千克。为此,在怀孕第四个月起必须增加膳食能量和各种营养素供给,以满足孕妇自身和胎儿快速生长发育的营养需求。

2. 孕妇食物的多样化

我国推荐膳食营养素供给量中规定孕中期能量每日增加 836.8 千焦(200 千卡),蛋白质 4～6 个月时增加 25 克,钙增加至 1 500 毫克,铁增加至 28 毫克,其他营养素如碘、锌、维生素 A、维生素 D、维生素 E、维生素 B_1、维生素 B_2、维生素 C 等也相应增加。普通人一般膳食是无法达到这一需求量的。为此,孕妇膳食中必须增加鱼、肉、蛋等富含优质蛋白质的动物性食物,含钙丰富的奶类食物,含矿物质和维生素丰富的蔬菜、水果等。蔬菜、水果还富含膳食纤维,可促进肠蠕动,防止孕妇便秘。

3. 妊娠中后期保持体重的正常增长

孕期营养低下使孕妇的体重增长缓慢,营养物质贮存不足,胎儿的生长发育迟滞,早产儿发生率增高;这样就给早产儿、低出生体重儿出生后体格不健壮和经常生病埋下祸根。孕妇体重增长过度、营养过剩对母亲和胎儿也并非全是好事。一是易出现巨大儿,增加难产的危险性。二是孕妇体内可能有大量水潴留而容易发生糖尿病、慢性高血压及妊娠高血压综合征。一个最简单的方法就是严格监测妊娠中、后期体重增长的平均速度。

4. 避免有毒物质通过胎盘

在婴儿出生之前,孕妇吃什么,就等于你的孩子在吃什么。杀虫剂是可以轻易通过胎盘的化学药品之一,在食品中的普通杀虫剂是脂溶性的,通常可在羊水中检测到。一些化学制品也会污染我们的水、空气、食物及我们的身体,而目前人们对这些化学制品的安全标准知道得很少。过去人们长期使用的滴滴涕曾是造成许多医学问题和许多婴儿死亡的原因。现在人们生活中许多食品中的高剂量杀虫剂和其他化学制品,仍会引起各式各样的孩子健康问题,包括癌症、免疫力低下、生殖器畸形、学习困难等。

5. 孕妇不应该吸烟

从胚胎时期开始,母亲的吸烟与否决定了孩子一生的幸福健康。母亲怀孕

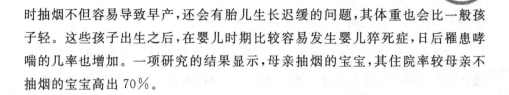

时抽烟不但容易导致早产,还会有胎儿生长迟缓的问题,其体重也会比一般孩子轻。这些孩子出生之后,在婴儿时期比较容易发生婴儿猝死症,日后罹患哮喘的几率也增加。一项研究的结果显示,母亲抽烟的宝宝,其住院率较母亲不抽烟的宝宝高出70%。

三、宝宝健康成长的监测

1. 儿童身体质与量的成长

儿童时期身高、体重、头围的增加,以强调个体各层面"量"的增加称之为成长。而四肢更有力气、动作愈灵活、脑子愈聪明和知觉、感情、行为等方面的成熟称之为发育,发育强调"质"的变化。成长有别于发育,成长与发育是一个完整发展过程的两个方面。

小儿的成长与发育有一个正常范围,与一般同年龄的儿童相差太多时,就需格外小心。必要时,应请医生看看是否有智能发育迟缓、代谢异常或营养不良等问题。例如,宝宝经常垫脚尖站,或者两边不太对称,大多属于正常,但若持续到1岁以上,就必须检查是否为肌张力过高所引起,而引起肌张力过高的原因大多为脑性瘫痪的初期表现。

2. 儿童生长发育的影响因素

影响儿童成长与发育的因素大致可分为先天遗传因素及后天环境因素两大方面。先天遗传因素,若父母均为某种疾病的高发人群,就需要在怀孕早期做羊水检查,若胎儿为携带遗传因子重型者时可考虑终止妊娠。还有一些遗传性代谢异常的疾病,目前无法做到产前诊断胎儿是否有这类异常,但可利用目前的新生儿筛查,以达到早期发现、早期治疗目的。孕妇若在产前受感染,如乙型肝炎、梅毒、艾滋病等,可能经由垂直感染传染给胎儿,造成出生的婴儿成长与发育障碍。后天环境因素,包括营养因素、社会经济文化等因素,其中又以营养因素及精神因素最为重要。

3. 注重高危儿的干预

对于有高危因素的婴儿应极早地到医疗机构、儿童保健机构进行检查。因为孩子3岁以内是脑发育最关键的时期,6个月以内是重中之重,这也是预防脑瘫、智力低下、癫痫等严重神经系统疾病的最佳时期。目前所提倡的早期干预,从生后开始干预已经不算早了;如果发现问题,最好是孩子在3岁以内由父母亲自进行持之以恒的、有目的的、分阶段的康复治疗与训练。早期干预可以使高危儿童逐渐康复成为正常儿童,可以使正常儿童更加聪明。

4. 大夫如何评估孩子的生长发育状况

首先,通过询问来了解孩子的一些情况,例如孩子的出生情况、喂养情况。有时还应询问母亲妊娠时的营养状况,包括有无贫血、腿肚子抽筋、膳食是否合理等。尤其应当重点了解孩子当前膳食及营养行为以及身高、体重的变化情况,从而对孩子的生长有个初步了解。

其次,外观的观察和体格检查,看看孩子的精神是否愉快,面色是否红晕,头发的分布和质地光泽,了解出牙情况,摸摸腹部和四肢的皮下脂肪的厚薄,还有孩子的动作发育以及语言、智力发育等是否与年龄相适应。

再有,就是实验室检查,例如血红蛋白测定,还有微量元素、维生素等专门检测,必要时做X线、B超等检查。

因此,大夫评估孩子生长发育是否正常是依据病史、症状、体征、实验室检查4个方面的综合情况来进行判断。如果片面强调某一方面的变化,往往会作出片面的评估结果。不同年龄儿童呼吸、心率和血压正常值见表1-1。

表1-1　不同年龄儿童呼吸、心率和血压正常值

	新生儿	1岁	1～3岁	4～7岁	8～14岁
呼吸	40～44	30	24	22	20
心率	120～140	110～130	100～120	80～100	70～90
血压	收缩压(毫米汞柱)＝年龄×2＋80				

四、婴幼儿保健——儿童健康卫士

1. 儿童保健的范围

儿童保健是儿童正常成长的一项不可小视的日常工作。其范围包括详细询问孩子从出生到目前的各方面情况,同时做好体重、身长、坐高、头围、胸围的测量,因为这些是评估孩子成长情况的关键指标。体格检查包括动作发育以及头、皮肤、心、肺、腹部的健康状况。综合以上小儿体重、身长、头围以及动作发育、语言情绪、智能发育情况是否正常,作出评估,并给出相应的育儿指导,把科学育儿及预防疾病知识告诉家长。儿童保健的另一个重要内容是健康教育,包括有针对性地在合理喂养、护理、体格锻炼、预防接种、疾病预防、早期教育等方面的讲座和宣传资料,以帮助和改进家庭的育儿方法。

2. 儿童保健各年龄期有什么不同

围产期,指胎儿28周到生后1周。胎儿保健重点是孕母保健,保证充足的营养,合理安排生活、工作,积极防治疾病。围产期保健重点在预防异常产、早产、低体重儿、胎儿生长发育迟滞,以及预防新生儿窒息和感染等。

新生儿期,出生到生后28天为新生儿期。保健重点是建立和加强新生儿家庭访视制度,定时进行访视。进行全面体格检查,如体重、身长、体温、头围、面色、皮肤等。了解新生儿出生后的健康、喂养、疾病等方面的情况。指导并鼓励母乳喂养,做好预防接种。

婴儿期,出生到不满1周岁的称为婴儿。婴儿期保健重点是指导母乳喂养和辅食添加,保证出生后第一年的健康成长。加强母婴之间亲子活动的指导,促进动作、语言方面的发育。预防婴儿时期的常见病,如上呼吸道感染、肺炎、腹泻、缺铁性贫血及佝偻病等。

幼儿期,1~3周岁为幼儿期。这个时期的保健重点是合理安排膳食,培养良好的生活及卫生习惯,通过各种户外活动增强体质。采取多种措施促进动作及语言的发展。预防传染病及意外事故的发生。

学龄前期,从3周岁到入学前为学前期。此期应重视口腔和眼的卫生保健,预防龋齿及视力异常。以游戏的方式促进智力发育,定期进行生长发育的监测。加强体格锻炼,预防传染病的发生,预防外伤、烫伤、溺水、中毒等意外事故的发生。

3. 儿童保健的三级预防措施

儿童保健在三个水平上进行。促进性措施为一级预防,如保证营养、体格锻炼、早期教育、保证预防接种的按时完成等。二级预防是防病于未发之前,如新生儿甲状腺功能低下及代谢缺陷病的筛查,并对患儿进行预防性治疗。三级预防是及时彻底治疗疾病,防止并发症和后遗症,如对患有代谢性缺陷病、脑瘫儿的及早和长期干预。

近年来的儿童保健加强了对婴幼儿常见病的筛查工作,如先天性耳聋、先天性白内障、先天性心脏病、先天性髋关节脱位的筛查。此外,还对儿童的智力、心理行为发育进行评价,对儿童的早期教育提供咨询,并对成年后可能发生的某些疾病,如肥胖病、高血压病的童年因素给予必要的干预。

4. 儿童健康管理的流程

收集孩子个人健康相关信息,每次孩子参加定期的健康体检时,医生会详细地询问孩子饮食、排便、活动、睡眠方面的情况,并把体检结果、孩子近期的生活状况及生长曲线记录在孩子个人档案中。一旦明确了孩子目前的健康状况,医生便会给你一些具体的指导,根据孩子这一段时期的表现制定出近期计划;在孩子下一次体检前,你需要为宝宝做哪些有针对性的改善行动。医生会根据孩子的情况为他安排下一次检查的时间,你只需按时带孩子去检查就可以了。

第二章 满足宝宝的生理需要

一、吃出健康

1. 母乳喂养与辅食添加的统一过程

一般 4～6 个月后宝宝需要添加辅食了,添加辅食是为了保证宝宝随月龄增长的营养需求得到合理补充。对于婴幼儿来说,母乳或配方奶营养价值明显高于其他食品,其中营养素含量也很丰富。因此,母乳或配方奶始终是 1 岁以内孩子的主食,甚至在 2 岁之内母乳或配方奶仍然是每日膳食的主要部分。及时、合理的添加辅食应当建立在这个基础上。在辅食添加的开始阶段,辅食往往是水分较多的糊状食品,其营养价值不如同等量奶的营养价值高。辅食添加过早、量过多和过于频繁都会影响母乳或配方奶的摄入量,从而导致能量、蛋白质和营养素的缺乏,时间久了,宝宝就会变得不如原来那么结实了。

孩子身体不结实会有相应的表现,比如烦躁不安、喜欢让别人抱、哭闹、精神不太好等。一般不外乎两种可能,一是需要更多量的食物或增加现有食物的营养价值来满足婴儿生长的需要,二是由于患病需要更多的关怀和照顾。

2. 人生的第一次"免疫"

母乳中的初乳应该是宝宝最先吃到的食物,初乳中含有丰富的抗体和其他保护性成分,是对宝宝防御疾病的第一次"免疫"。随着婴儿的生长,婴儿需要建立自身的免疫系统,这就需要从母乳中获取一些重要的营养成分,这些营养成分是任何其他种类的乳汁所不具备的。与初乳相比,成熟乳成分的改变不断

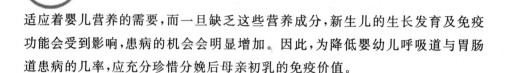

适应着婴儿营养的需要,而一旦缺乏这些营养成分,新生儿的生长发育及免疫功能会受到影响,患病的机会会明显增加。因此,为降低婴幼儿呼吸道与胃肠道患病的几率,应充分珍惜分娩后母亲初乳的免疫价值。

3. 走出长时间吃泥糊状食品的误区

泥糊状食品是宝宝从吃奶到吃饭过渡的第一个食物,是宝宝辅食添加的一个必需过程,泥糊状食品吃得是否科学直接关系到宝宝在婴幼儿期的生长及抗病能力。

泥糊状食品家庭容易制作,容易消化,因此一些家庭给孩子喂养这种含水分多的泥糊状食品的时间过长,从 4 个月直到 1 岁,甚至到 2 岁。量也过多,因此影响了母乳或配方奶及以后正常膳食的摄入量。当宝宝进入 8 个月之后,必须学习吃固体(用手指抓取)食物,以固体食物为主是 1 岁以后孩子强壮身体的能量与营养素的主要来源。孩子喂养不科学会有多种表现,如睡眠不安、夜间多次惊醒、孩子皮下的脂肪菲薄,以及面色缺少红润等。另外就是孩子生病的几率增多。

4. 孩子患病时吃什么

当孩子患病时,必须鼓励孩子继续吃和喝,不要随意禁食。病时饮食的选择要根据孩子的病情和身体状况合理制作,应当不同于以往日常的膳食,做到既要容易食入,又要容易消化吸收和营养丰富。一般可喂些米汤、豆浆、菜汤、牛奶、蛋花汤等易消化的食物。待病情稍好些,可改为细软的食物,如稠粥、面条、鸡蛋羹、瘦肉末等,每日进餐次数比平时多,并提倡少量多餐。对于疾病恢复期的孩子,应加强营养,把病时的损失尽量补回来,多给他们吃些鱼、肉、蛋、奶及新鲜蔬菜和水果。每日给孩子增加一餐,直到孩子的体重恢复到生病前的水平,其目的是不让宝宝因为生病而使其生长发育落后和抗病能力进一步下降。

二、充足的休息与睡眠

1. 宝宝的睡眠模式

正常的足月新生儿每天 24 小时中有 16～18 个小时在睡眠。新生儿需要睡眠的时候就会睡觉，新生儿的睡眠周期是混乱的；在最初几星期中，每天 24 小时宝宝时睡时醒。每次睡眠时间只持续 30 分钟到 3 小时，而且晚上常是醒着的。6 周左右，他就会开始出现较规律而且固定的睡眠模式。

3～6 个月婴儿一天中睡眠的时间会变得规律，大部分的婴儿夜间会开始睡得比较长，连续睡眠时间最长可达 6 小时。因此，两个长睡眠周期即构成了一个夜晚（中间需要 1 次喂奶）。到 1 岁时，婴儿每天睡眠 14～15 个小时。

1 岁以后的宝宝在慢慢长大的过程中自然会减少白天小睡的次数，从每天 3～4 次变为 1～2 次。18 个月左右，可能就不会在早上小睡了。2 岁半到 5 岁的孩子，到了晚上，大部分孩子会一觉睡到天亮。

2. 睡觉是宝宝健康的生理需要

当孩子身体的能量消耗到一定程度时自然就要求睡觉，只要保持室内安静，孩子躺下一会儿就睡着了。如果孩子暂时没有睡觉的感觉，可让他睁着眼睛在床上躺着，不要逗他，也不要抱出去走，以免养成不良习惯。到 2～3 个月大时，可配合婴儿的日常生活习惯来建立合适的睡前常规。最重要的是孩子必须吃饱、换上清洁的尿不湿及有入睡的准备。宝宝半夜醒来啼哭，你可以先检查他是否尿湿了或者身体不适，亦可考虑他是否饿了要吃奶。一般来说，在 6 个月大后，大部分宝宝已不需要吃夜奶。若宝宝不是因饿了、身体不适或尿湿而醒来哭闹，不必急着去安抚他。你可尝试等一会儿再回应他半夜的哭声，让他有机会学习安抚自己。

3. 良好睡眠增强宝宝免疫力

无论是细胞免疫还是体液免疫,均与睡眠有关。睡眠期间,具有免疫功能的 T 淋巴细胞产生的白介素-2 增加。儿童夜间入睡后的次日下午,比较夜间不睡的次日下午,免疫杀伤细胞和淋巴细胞均有明显增加。免疫机制-神经内分泌-体温调节与脑功能活动之间,还有相互协调一致的作用,并对睡眠的发生和作用产生影响。

当觉醒时,儿童血脑屏障的通透性明显增加,致使肠道细菌的有害物质可顺利通过血脑屏障进入中枢神经系统造成损害。睡眠时血脑屏障通透性减弱,从而使中枢神经系统得到了保护。睡眠时人体会产生一种被称为胞壁酸的睡眠因子,它能促使血液中白细胞数目增多,巨噬细胞活动增强,肝脏解毒功能加强,从而将侵入的细菌和病毒消灭。

4. 影响睡眠的环境因素

较差的睡眠环境是引起儿童睡眠障碍的最直接原因,如噪声、强光刺激等。婴儿睡眠不安往往与身体各部不适使大脑有一定强度的兴奋灶有关,如室温不合适、尿布变湿或太紧等。这些睡眠问题一般会在睡眠环境改善后自行消除,是一过性的功能性睡眠障碍。

不良的抚育模式是儿童睡眠障碍的另一个重要原因,它常和家庭社会经济状况低下有关。父母亲嗜烟、父母文化程度低、家庭经济拮据、居家拥挤等均是儿童睡眠障碍的危险因素。不良的教育方式,如简单粗暴的抚育模式是影响儿童睡眠质量的重要心理因素。

婴儿喘息常并发严重的睡眠问题,有惊厥、中耳炎、湿疹病史的婴儿也常发生睡眠节律及睡眠总时间异常。早产儿睡眠问题比足月儿更多,提示大脑发育延迟可导致婴儿期睡眠障碍,这些睡眠问题大多会随着孩子的生长发育而好转、消失。

5. 养成午睡的好习惯

研究发现,与有午睡习惯的儿童相比,没有午睡习惯的儿童更容易发生多动行为,焦躁和烦躁情绪程度也较高,因此儿童适当午睡有益健康。但孩子午睡时间一定要适度,不要影响晚上正常睡眠,以免形成恶性循环,不利于心智健康。孩子的健康成长与良好的免疫力与儿童规律的生活秩序有关,睡眠、饮食、户外活动的有序可循可以让孩子的生长与抗病能力常处于最佳状态。

6. 气质与睡眠障碍

不同气质类型的儿童睡眠行为有显著性差异。睡眠问题发生率以困难型、中间偏困难型气质儿童为最高,发动缓慢型与中间偏平易型次之,平易型儿童发生率最低。但无论哪种气质类型的儿童,建立良好的抚育模式,培养儿童积极乐观的个性,提供温馨安静的睡眠环境,提高对遗尿、哮喘等疾病防治效果,是改善儿童睡眠状况,降低儿童睡眠障碍发生率的重要措施。

7. 睡眠肌阵挛

有的孩子在睡眠期间,有一部分脑细胞处在休眠状态,另一部分脑细胞仍处在兴奋状态。此时,若出现灯光变换或声响,都可能导致孩子出现手脚不自主抖动;也有的孩子在没有光线和声音刺激的情况下,出现手指、眼睑、脚趾不规则抖动,一般持续时间都很短,在进入深度睡眠期后,这种现象就消失。有的青少年甚至成年人也会在浅睡眠期出现手脚、肘腕抖动现象,这是一种正常的睡眠生理现象,医学名称叫"睡眠肌阵挛"。如果孩子没有其他症状,只是在睡眠初期偶有抖动,这不是病态,不需要治疗。

三、孩子的大小便

1. 小婴儿的排尿控制

由于新生儿的大脑皮质尚未发育成熟,所以只要小小的膀胱充满尿液,不用等到大脑下指令排尿,膀胱即会自己收缩解出尿液来。约半数的新生宝宝会在出生后 12 小时内解出第一次尿。婴儿时期的膀胱因为容量小,小宝宝的每

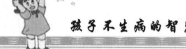

次尿量 10～30 毫升。随着年纪渐长,膀胱容量会变大;在大脑皮质成熟后,就能利用认知与意识来控制排尿。一般孩子在 2 岁半以后,就有能力控制自己白天不尿在裤子上。而在 3 岁半后,大多可免除夜晚尿床的情况发生。

与成人相比,孩子的尿色较浅,这也反映宝宝所需水分量比成人多。成人平均每日每千克体重需要 30～40 毫升的水,宝宝每天平均每千克体重需要高达 100 毫升水,所以水分对小婴儿比成人更重要。

2. 从宝宝尿液看健康

1 岁左右的孩子每天一般排尿 10～20 次。随年龄长大,排尿的次数逐渐减少。宝宝排尿次数还与气温低有关,因寒冷刺激造成每次尿不能排完,断断续续好几次才能排完尿。喜欢喝水的孩子,可能排尿的次数就多。随着孩子的发育,控制排尿的能力增强,宝宝排尿次数多的情况会逐渐改善。

正常婴幼儿的尿色为淡黄色,清亮透明,具有轻微的气味。如果天气炎热,出汗多,就有可能造成尿少、尿液发黄。平时尿的颜色黄色比较深的一般都考虑宝宝喝水少了。一些药物或食物,例如维生素 B_2、牛黄类药物或者多食胡萝卜也会造成尿色加深,只要停用这些药物或食物,很快就会恢复正常。

3. 提醒孩子及时排尿

代谢的废物滞留在体内,会对身体造成损害。膀胱过分膨胀,时间久了会造成膀胱括约肌麻痹,而失去正常的功能。由于尿潴留也会引起肾脏和输尿管过分充盈,造成肾脏和输尿管的损伤,同时也容易造成泌尿系统感染。有的孩子已经 2 岁多了,对周围环境充满了好奇心,外界的一切总是吸引着他,直到憋不住了,才想起上厕所,但是已经晚了。

因此,如果孩子玩得正高兴,家长在提醒孩子排尿时可以适当给予一定的引导。经过一段时间,孩子就会逐渐形成及时小便的好习惯。宝宝的衣食住行都受到父母的关注,在排尿这个问题上,爸妈也不能忽视、懈怠。

4. 宝宝应该喝多少水

1 个月以后的宝宝除喝奶外,还要每天喝一定量的水,但饮水量不应当影响吃奶量。宝宝到 6 个月大后,每天除了充足的奶和辅食外,还应饮用 $100\sim200$ 毫升的水;$3\sim6$ 岁大的孩子每天则需要饮水 $300\sim500$ 毫升。

不能一次让孩子喝水过多,但也不能等孩子口渴了再给他水喝。如天热出汗较多,还要适当增加宝宝的喝水次数。要想知道宝宝每天喝水够不够,可以通过他每天的尿量来判断,如果他一天排尿 $6\sim7$ 次,而且每次量都比较多,尿的颜色呈透明或淡黄色,就说明他喝水充足。如果宝宝缺水,他会出现尿少、口干、烦躁不安、经常哭闹、皮肤干燥、失去弹性等症状。

5. 大便通畅对宝宝健康有利

孩子的大便一般很有规律,如果大便突然增多或几天不解大便,就应引起注意。如果大便次数增多,大便稀,孩子的一般情况都好,可给予易消化的食物,适当吃一点帮助消化的药,如益生菌、乳酶生等,不要因此限制孩子的食量。如果是饮食太少或吃的食物过于精细引起的排便不通畅,应给孩子多吃些含粗纤维的蔬菜,如芹菜、韭菜、菠菜等。

便秘是宝宝常见的问题之一,它不仅会让宝宝因为腹痛而哭闹,有时还会因为排便困难而导致肛裂,使宝宝在心理上对解大便产生排斥和害怕感,形成恶性循环。此外,大便不通畅还会导致孩子吃饭不香、睡眠不稳,还会导致孩子"上火"和嗓子发炎、头痛、低热等。

6. 婴幼儿便秘的常见原因

饮用牛奶和配方奶粉的婴儿比较母乳喂养婴儿容易便秘,这是因为牛奶中钙和酪蛋白比母乳高许多,食入后容易形成钙皂引起便秘。牛奶中糖和淀粉含量相对少也是大便容易硬结的一个原因。1 岁左右的儿童便秘常与饮食中缺少粗纤维和喝水少有密切关系。宝宝平时缺少运动和有些慢性疾病,如佝偻病、营养不良等也都会引起宝宝便秘。有些婴儿没有养成按时排便的习惯,当孩子有便意时,因生活没有规律或是贪玩等原因分散了孩子排便的注意力,由此引起便秘。有的孩子习惯于使用开塞露、肥皂头或排便的药物,这些都不利于训练孩子养成按时排便的习惯。

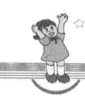

7. 防小儿便秘的饮食要素

提倡母乳喂养,尽可能延长母乳喂养的时间。从4～5个月,婴儿辅食中逐步增加喂哺蔬菜泥及果泥等含纤维素的食物的量,辅食不宜制作得过于精细。食用配方奶粉的婴儿如果3～5天以上才解1次大便,且解出的是硬便,可以考虑更换蛋白质含量较低的奶粉。

多喝水,有些小孩不肯喝白开水,应增加喂水的次数,多鼓励,千万不可强逼孩子喝水。家长尽量不用果汁代替白开水,如果必须代替,也不宜使用原汁,最好稀释1倍以上,并含水果残渣,以提高水分与纤维含量。

多吃菜,1岁以下婴儿,可以给予蔬菜汁和水果汁,1岁以上的宝宝,可以让他吃香蕉、木瓜、红薯等;蔬菜水果应保持一定硬度,不宜太细、太烂。一些高纤维的食物,如全麦、燕麦、蔬菜、水果、豆类,这些食物纤维会使粪便中的水分增多,促进肠蠕动。

减少高蛋白、高脂肪食物的摄取量。因为这些食物,在胃部排空的速度较慢,无法促进肠道蠕动。另外,巧克力、蛋类也要暂时少吃,这些食物都容易使便秘恶化。

8. 训练宝宝上厕所

多数1岁半到2岁的孩子,在玩的时候会突然停止,蹲下来作出大小便的动作。在这一年龄阶段,宝宝肛门的括约肌发育逐渐成熟,已经有能力控制住排便,不让排泄物随意流泻。2岁左右的孩子,学习、模仿能力越来越强,喜欢跟着或企图模仿大人的动作;对于大人上厕所感到好奇,会想跟着去,这时,宝宝已能认知大便与排尿的差别,能听懂、理解父母话的意思。因此,看准时机,给予清楚的指令,训练宝宝去厕所会比较轻松。

其实只要在3岁以前教育孩子完成如厕训练,都不算太晚。父母若不顾孩子的学习意愿与身心成熟度,还不到1岁半就早早训练孩子自己去厕所,可能反而事倍功半。

第三章　孩子为什么会无缘无故地生病

一、孩子需要更加清洁的环境

1. 新的感染源不断出现

近年来,新发生的感染性疾病不断威胁着儿童的健康。SARS、甲型 H1N1 流感、H7N9 禽流感等各种新兴感染性疾病的陆续出现,明显增加了人类包括小儿生病的机会。而经常生病的宝宝又多伴有发育不良、体质差的问题,导致宝宝抵抗力变弱、容易生病,长期下来成为一种恶性循环。

宝宝到某个阶段,有了自己的免疫力,但免疫力并不是绝对免疫,如果忽然接触到带有大量传染源的媒体,有免疫力的宝宝照样会生病。有些病毒,如流行性感冒病毒会突变,使情况更为复杂,也就是说,免疫力只是一时的,不是永久的。流行性感冒病毒每年都在突变,因此每隔几年,原来免疫的人都可能再次受到这类疾病的威胁。

2. 食物与环境中潜藏的风险

蔬菜、水果有农药;近海鱼有污染;鸡肉有抗生素、生长激素;奶粉有棕榈油,一般食品有添加剂与色素;快餐店的高脂肪、高盐、高热能等问题,这些食物生产者由于自行添加或是环境污染的因素增加了食物本身遭受污染的机会。此外,用于盛装食物的免洗餐具与塑料袋遇高热会释出毒素都使儿童的食物处处充满具有累积性的毒素。这些都是食品安全问题。

除食物外,儿童服装有使用荧光剂、甲醛及有害染料等问题。居住方面建

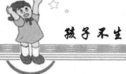
筑材料的辐射问题,家具含过量甲醛也普遍存在。此外,城市地区空气质量不良,普遍缺乏公园绿地,鲜有自然生态的机会,也是孩子们遇到的环境问题。多种因素的长期积累,会对儿童健康带来一定的危害,全社会必须给予充分的重视。

3. 水质与儿童健康

当水的质量获得安全保障时,洗手、食物卫生、洗衣及一般家庭卫生,就成为被鼓励的做法,对健康有利。当水的质量降低,被污染的水可能传播疾病。当水被污染时,大部分已获控制的疾病也会随着水的使用而延伸开来。最具威胁的疾病是腹泻,此疾病是全球第二大让儿童致命的疾病。

在现代社会,城市的废水未经处理就直接排放到河川、湖泊与大海。每分钟就有成千上万吨未经处理的废水流入,其中含有大量病毒、细菌、寄生虫包囊与虫卵等。由此可能导致的疾病有腹泻、霍乱、疟疾、伤寒、寄生虫与砂眼等。

4. 二手烟——隐形杀手

若家中有吸烟者,儿童暴露其中,其呼吸道黏膜会受二手烟中的化学物质刺激,容易导致急性呼吸道感染,如气管炎、肺炎及其他慢性呼吸道疾病,甚至产生肺部囊性纤维化,而降低肺脏功能。在婴幼儿时期若长时间吸入二手烟,日后发生过敏性疾病的机会会明显增加。

除了提出对二手烟的警告之外,抽烟的同时,也会产生大量的有毒气体和颗粒,吸附在吸烟者的头发和衣物,甚至地毯或家具中也会存有这些有害物质。尽管通风可以使得烟雾排到屋外,但是残留物包括重金属,其中甲苯、砷、铅等化学物质会造成儿童长久的危害。

5. 中医学对婴儿生病特点的论述

中医学充分认识到婴幼儿脏腑娇嫩,形气未充的特点,指出婴幼儿身体各器官的发育未健全和功能未完善。最早可见于黄帝内经《灵枢·逆顺肥瘦篇》,"婴儿者,其肉脆血少气弱",即婴儿生存的物质基础虽已形成,但尚未充实和坚固,故对外在的抵抗力较差,容易感染生病。中医学认为,婴幼儿体质和功能脆弱，一旦遭遇感染，病情变化会非常快速。但同时，婴幼儿脏气清灵，易康复，因此当婴幼儿如有任何不适，家长即应赶快寻求治疗，以免延迟治疗而产生其他并发症。相反，如果护理良好，正确用药，小儿疾病恢复也很快。

二、年纪越小，抗病能力越弱

1. 免疫系统尚在发育过程中

4 个月以下的婴儿因较少外出，受外来感染的机会较少，故较少生病。人体的免疫系统具有记忆功能，接触过某种病菌后，会产生抗体；而幼儿接触过的细菌、病毒较少，免疫系统记忆不多，抗体自然较少。儿童对微生物的免疫反应还未发育完成，免疫系统还不能完全抵御"入侵者"侵害，遇到病菌生病的机会明显高于成人。

居住条件拥挤，家人卫生条件差，有时家里有人生病了，才开始紧张，这时孩子大多已经受到潜在的侵袭。父母与幼儿接触，如拥抱、亲嘴、喂食、更换尿不湿等，如果次数频繁就容易互相感染，如肠胃炎、呼吸道疾病或皮肤病等。

2. 年纪小，难以抵抗环境中的病菌污染

环境中的病菌污染是儿童时期腹泻与急性呼吸道感染两大疾病的罪魁祸首之一。年龄是影响抵抗力最重要的原因，刚出生的新生儿，只能藉胎儿期透过脐血输入的母体免疫球蛋白对抗感染，此类球蛋白在出生后逐渐代谢，到 4 个月大的时候含量已经不足，到 6 个月大的时候，婴儿自身免疫球蛋白才逐渐上升，并且在 12 岁以后达到成人的水平。细胞免疫方面，2 岁以下的孩子，T 淋巴细胞功能不足，对于包着荚膜的细菌，无法消灭。因此，感染到这一类细菌，如肺炎球菌、流行性感冒嗜血杆菌，病情会快速恶化成脑膜炎、败血症。

3. 生长越迅速，越容易出现营养缺乏

婴幼儿时期一个最突出的特点就是孩子生长速度快，当喂养不当时，机体

很容易出现矿物质、维生素和其他营养物质的缺乏。例如维生素 A、维生素 C、维生素 E 等都具有明显的免疫作用,再加上目前儿童最容易出现的铁、锌、钙、硒的缺乏,同样会严重损害儿童机体的抗病能力。小儿反复呼吸道感染与小儿的营养状况有密切关系,尤其是合并有营养不良、佝偻病、缺铁、缺锌的婴幼儿更容易反复罹患呼吸道或消化道感染。

4. 为什么上幼儿园后容易生病

平时抚养比较仔细的宝宝,在送往幼儿园后会经常生病,尤其在秋天、初春气候变化较大的季节。好了以后,再次送去幼儿园,没几天孩子又再次生病。这种孩子往往比较"娇气",只能暖和,不能着凉。再加上幼儿园孩子比较密集,喝水比家里少,所以只要一去幼儿园,几天后就生病,只能长期待在家里。

为此,提醒家长应当做好孩子入园前的准备,首先是耐寒的适应性训练。入园后要经常和幼儿园的老师做好沟通,鼓励孩子多喝水,确保他们能帮助宝宝在大小便前后洗手。孩子擤完鼻涕后也要洗手,因为这样能够预防细菌传播。对于较大的孩子要教会他自己洗手,随时提醒他在做完游戏和饭前便后都要洗手。

5. 良好的生活习惯有哪些

良好的生活习惯包括饮食、运动、睡眠和卫生习惯,这些都能增强宝宝免疫抗病能力和身体素质。现代的生活方式使一些孩子闷在家里的时间太多,户外活动机会很少。如果能够多带宝宝到空气清新的绿化环境做有氧运动,这样可以大大提升孩子身体中白细胞的杀菌能力。

一个人的卫生习惯自小养成,婴幼儿还在探索期,双手到处摸,然后送进嘴里是司空见惯的事。凡是传染性疾病,大多都是接触口鼻入侵,即便是呼吸道疾病也同样如此,所以勤洗手可以在第一关把疾病挡在体外。养成好习惯,许多体弱多病的孩子身体会慢慢好起来。因此,父母亲只要观念正确,持之以恒,不妨宽心、乐观地期待孩子的茁壮成长。

三、宝宝"上火"是怎么回事

1. 认识宝宝"上火"

所谓宝宝"上火"主要表现为宝宝胃口差,不肯吃饭,不愿喝水,烦躁不安。严重时伴有发热,口唇、舌头均可见到大小不等的疱疹、糜烂或溃疡。宝宝上火常常伴有胃肠功能紊乱,出现腹部饱胀不适,或腹痛,呕吐,大便秘结,舌苔厚腻,有的宝宝的眼屎也会增多,头面部长红色疹子或疖子。"上火"的现代医学解释一般与儿童代谢旺盛,比如摄入食物的蛋白质与能量持续过高,再加上穿戴得比较厚,导致儿童体内代谢出了问题,一些器官的正常生理功能发生变化,从而引发炎症和各种感染的危险性大大增加。

2. 母乳喂养的宝宝为什么不容易"上火"

从人工喂养与母乳喂养的比较中可以发现,配方奶与鲜牛乳中蛋白质与矿物质的含量高于母乳,有的成分甚至高出许多倍。这是因为牛奶是牛妈妈给小牛犊子喂的食物,小牛犊生后1个月体重增长近10千克,就是缘于牛奶的高营养成分,但这种高营养成分对于婴儿来说,会造成"上火"、大便干燥、肾脏负担加重等不良影响。

母乳喂养在每次哺乳时,开始分泌的奶汁与后来的也不一样,母乳成分的随时变化完全适合孩子的生长特点,既能解渴,又能解饱,而且孩子不会出现"吃不下、拉不出、火气大"的毛病。

3. 不用担心母乳喂养宝宝稀糊的大便

母乳是婴儿最理想的食物,既含有丰富的营养物质,又不会"上火"。喂哺母乳的妈妈可能会发现宝宝的大便怎么稀稀糊糊的? 其实,这是正常的现象,不用担心。有时大便会有一点一点的颗粒物,甚至带有一些奶瓣,这些情况都是正常的。

母乳含有丰富的乳清蛋白,目前国内使用的配方奶粉中,尤其是 0～6 个月的婴儿配方奶粉中,乳清蛋白远远没有达到母乳中的含量标准。目前,以牛奶为基质的配方奶,在不断改进牛奶的营养成分,降低牛奶中蛋白质的含量和过高的钠含量,以减轻儿童肾脏负荷。因此,在购买配方奶粉时要注意比较不同品牌配方奶粉中乳清蛋白含量的高低。

4. 防治宝宝"上火"的几个关键点

婴儿出生后最好给予母乳喂养并保证足够的母乳量。半岁以上的宝宝应该摄入富含纤维素的食物,如新鲜蔬菜、水果,每天多喂白开水,防止便秘发生。养成良好的进食习惯,不挑食,不偏食,每天定时排便 1～2 次。尽量少给宝宝吃"上火"食物,如油炸食物等。学龄前儿童少吃带有果壳的食物(如炒瓜子或花生等)。在炎热季节,可给宝宝喂食些绿豆汁或绿豆稀饭,可适当添加菊花、荷叶、紫苏、荸荠等,这类食物不仅可以清热降火,还可补脾养胃。

四、容易促使孩子生病的食物

1. 口味重给宝宝带来的影响

虽然有些食品的天然口味很淡,但对宝宝来说却很可口,切不可用成人的口味来衡量。宝宝口味重会给宝宝带来不良影响,尤其表现在呼吸道和肾脏器官方面。

吃盐过量,易使唾液分泌减少,致使口腔的溶菌酶相应减少,细菌、病毒在口腔里孳生的机会增多。在这种情况下,一些细菌、病毒很容易通过失去屏障作用的呼吸道黏膜而侵入人体,使小儿患病。此外,孩子的肾脏还没有完全发育好,还没有能力充分排出血液中来自食盐中过多的钠。钠太多,会损害他们的肾脏,甚至还会引发机体过多的钾流失而造成心脏肌肉衰弱而发生危险。

2. 常吃快餐的坏处

一个"巨无霸"汉堡大约含 30 克脂肪,对一个平均每天摄入 6276 千焦(1 500 千卡)的 6~7 岁儿童来说,一个"巨无霸"就几乎已经达到每天平均摄入量的 2/3。如果偶尔吃快餐,1~2 周不超过 1 次为宜,并且多搭配蔬菜类、水果类食物一起吃。同时还应将汽水、可乐等饮料换成天然果汁一起食用。吃快餐,应注意减少一些调味品;或吃炸鸡时能去除油炸鸡皮,以减少油脂类与盐类的摄取。如果当天有一餐吃了快餐,另外的两餐应当减少蛋禽、肉类和油、糖、盐类的摄取量。

3. 寒凉快餐对脾胃的损伤

寒凉食物,如雪糕、汽水冷饮进食过量,会损伤脾胃,造成腹痛、呕吐和腹泻,胃口也会受到影响。冷饮吃得过多,会使肠蠕动亢进,缩短食物在小肠内停留的时间,影响孩子对食物中营养成分的吸收。婴幼儿的胃肠道功能尚未发育健全,黏膜、血管及有关器官对冷饮的刺激尚不适应,因而不要多食冷饮,6 个月以下的婴儿更应禁食冷饮。

4. 油炸、煎烤食物不利于儿童健康

食物被高温加热后,其本身所含有的很多营养物质都已遭到破坏。另一方面,炸食物的油经过高温加热,其有益成分也会受到不同程度的破坏。油炸食物的表面被大量的油脂包裹,在胃里停留时间长,因此不易被肠胃消化,加重了肠胃的负担,也不利于食物营养的吸收。

油炸食物中的维生素、微量元素等含量很低。食物经高温煎炸后会变质,甚至产生有毒物质,此类食物使小孩燥热,细菌容易入侵呼吸道,引起嗓子发炎、咳嗽、发热等毛病。

5. 碳酸饮料影响宝宝的钙与铁吸收

碳酸饮料包括各式汽水,碳酸饮料含有气体,即二氧化碳。它会刺激胃液分泌,胃酸过多容易感觉腹胀,降低食欲。一罐可乐,大约含有相当于半碗饭的

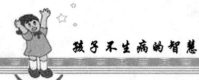
能量,而其他营养素则一点也没有,所以称之为空有能量的垃圾食物。碳酸饮料的另一成分磷酸会降低体内钙质的吸收,影响骨骼生长及身高的正常发育。磷酸还会阻碍铁质的吸收,铁质是制造血液的主要原料之一,一旦铁质不够,会引起缺铁性贫血。所以,宝宝要尽量减少饮用碳酸饮料。

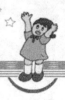

第四章　宝宝抗病能力的铸就

一、抗病的免疫力从何而来

1. 先天与后天免疫力的奥秘

免疫系统能保证宝宝健康成长的奥秘是它能识别人体外来的物质,排除并消灭有害的外来物,来保护宝宝机体不受侵犯和损伤。免疫系统这种神奇的能力有的来自先天,有的是在宝宝成长的过程中慢慢获得的,人们分别称之为先天性免疫和后天获得性免疫。

先天性免疫主要是指机体的机械屏障,如皮肤黏膜、呼吸道上纤毛的功能和黏膜分泌物等;先天性免疫还包括机体内生物化学物质,如胃酸、消化液的抑菌和杀菌作用。此外,母乳喂养也是宝宝获得免疫物质的重要途径。

后天获得性免疫主要是通过宝宝不断与外来各种细菌和其他病原微生物作斗争获得的。生一次病就增长一次免疫力,后天获得性免疫的另一个重要来源就是预防接种,通过预防接种让宝宝体内对各种小儿常见病获得了足够的防御能力。

2. 特异性免疫是指什么

特异性免疫又可分为体液免疫和细胞免疫。体液免疫是防御细菌感染的主要方式,通过机体产生各种抗细菌(内/外)毒素抗体、促吞噬抗体、抑制细菌黏附作用的抗体等而起到抗细菌感染作用。细胞免疫机制比较复杂,是人体抵抗众多病毒感染主要机制。所谓体液免疫和细胞免疫是相对的概念,两者既有

25

区别又密不可分。

3. 皮肤黏膜是第一道防线

皮肤是有多重功能的人体最大器官,其最重要的功能在于保护体内器官组织免于外来病菌的侵犯。健康的人体皮肤及毛发表面有一层微酸的保护膜,此层膜是由皮肤的皮脂腺和汗腺的分泌物组成。正常情况下,其 pH 值介于 4.5～6.0 之间,可抑制皮肤表面的各种致病菌的菌落过度繁殖,以及防止细菌、真菌透过皮肤,入侵体内的器官组织。临床上,这层天然微酸性保护膜对婴幼儿抵抗力较弱的个体是相当重要的屏障。维护这层完整的微酸性保护膜,可减少皮肤抵抗力较弱的个体发生细菌、真菌感染的机会。

4. 抵抗力伴随生病得到增强

宝宝一出生落地,就处在细菌、病毒和各种各样的微生物的包围之中,宝宝能在这种环境下健康成长,主要源于人体内不断建立起来的强大免疫系统。从免疫能力形成来看,6 个月至 3 岁以内的儿童抗病能力最低。6 个月以后小儿体内从母体带来的免疫球蛋白逐渐减少,自身产生免疫球蛋白的能力比较低。因此,抗病能力比较差,一般每年要罹患 5～6 次病,如果小儿未注射过疫苗,更容易患传染病。从积极的态度看,宝宝每经过一次疾病的洗礼,都能从中获取一定的免疫物质,同时宝宝的免疫系统的功能也得到完善,生一次病就长一次身体,直至免疫系统发育成熟。可以说,宝宝的抵抗力是伴随宝宝每次生病而逐步获得的。

5. 识别自身和排斥异己的能力

最初的"免疫"是指人体抵御疾病的抵抗力。近半个世纪以来,人们对"免疫"这一概念的认识更为全面了。现在认为,免疫是指"人体识别自身和排斥异己的能力"。这种能力包括机体抗感染、稳定调节人体"内环境"和监视异常细胞。即免疫应答、免疫稳定和免疫监视 3 种功能。

面对孩子反反复复的咳嗽、发热或是拉肚子,家长们常问是不是孩子的免疫力低?免疫是孩子在逐步长大过程中建立起来与外界相适应和保护自身健康状况的一种能力,它可以从孩子的生长发育、精神、气色和对抗疾病能力等方面综合表现出来。有时一些孩子虽然常经历反复性的感染,但从目前的免疫学检查中,却无任何异常的发现。因此,就医学上的定义而言,抵抗力较弱的意义不一定可以通过简单的检验反映出来,免疫力低也不是某一种物质的缺乏。

6. 免疫力是把双刃剑

免疫应答包括过强与过弱两种状况,过弱可出现反复感染或感染不易控制;过强或免疫稳定失控时,出现过敏反应或炎症反应。当免疫监视功能不足时,会发生肿瘤性疾病。免疫监视引起器官移植后的排异反应常给移植后病人带来麻烦。可见免疫功能和免疫力是把双刃剑,最适度的免疫应答,动态的内环境稳定状态才是最佳免疫状态;免疫失衡既可以引起儿科门诊众多的感染和与过敏相关的疾病,也是引起儿科重症疾病乃至死亡的主要原因。

二、宝宝的免疫学特点

1. 儿童的生理与免疫特点的关联

从上呼吸道解剖特点看,婴幼儿鼻腔相对狭小,没有鼻毛或鼻毛稀少,鼻黏膜柔嫩,富于血管,故不能很好地阻挡进入鼻腔的微生物。同样,消化道的发育也不尽完善,对于生冷、不清洁食物的抗病能力都远远达不到成年人的水平。从免疫功能看,婴儿自出生后 2～3 个月开始逐渐产生免疫球蛋白 IgG,但量不多,故抗感染的功能较差。另一种分泌型的免疫球蛋白 IgA,是呼吸道、消化道局部抗感染的重要因素,但婴幼儿期含量低,1 岁时仅为成人的 3%,到 12 岁才达到成人水平。以上这些生理与免疫特点决定了儿童机体脆弱和容易生病的特性。

2. 婴幼儿的抵抗力有多强

不同时期,婴幼儿的抗病能力是不一样的。新生儿期,婴儿的抗病能力是

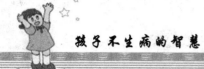

比较强的。这是因为新生儿从母体中获得了比较多的免疫球蛋白,这些免疫球蛋白可以抵抗常见细菌和病毒的侵袭。然而,新生儿的皮肤非常娇嫩,对一些化脓性细菌缺乏免疫力,因此新生儿有可能因皮肤破损或脐带损伤而发生化脓性感染;6个月至2岁的婴幼儿产生免疫球蛋白的能力比较低,因此抗病毒能力比较差;正常情况下,2岁以内的小儿每年要罹患几次感冒,而且还容易并发肺炎;2~5岁的小儿,其抗病能力逐渐增强;5岁以后,小儿体内产生免疫球蛋白的能力明显增强,抗病能力也越来越强。

3. 宝宝的抵抗力需要不断强固

由于遗传因素和宝宝的体质不同,抵抗力也会有差别,体质燥热的小朋友,就容易嘴角溃烂、便秘、口臭等;体质阴寒的小朋友,容易怕冷、着凉;体质湿热的小朋友容易有肠胃问题。抵抗力虽然与先天的体质有关,但更受到后天照顾的影响,如果家长能掌握到一些增强宝宝身体抵抗力的方法,那么就可以强固第一道防线,为宝宝的健康把关。

三、小儿白细胞及其分类与成年人明显不同

1. 白细胞和分类值的意义

血常规中的白细胞总数和分类是临床医生诊断和治疗疾病重要的参考依据,尤其在儿科急性发热、感染性疾病诊治中血常规检查常是区别细菌性感染或病毒感染以及感染严重度必不可少的手段。一般情况下,细菌性感染常表现为白细胞总数和中性粒细胞绝对值和百分数升高。而在病毒感染时通常白细胞正常或减少,分类中淋巴细胞比例增加,但某些特殊病毒或病毒感染综合征时白细胞总数和中性粒细胞也可增高。在日常工作中,有些家长或医生由于对白细胞总数和分类的检验数值按照成人的参考值生搬硬套,往往会导致错误的结论。

2. 小儿血液检验值与成年人有明显差异

一些家长或医生会以成年人正常值为标准,不少儿科医生也以此为标准值去判断不同年龄儿童的患病情况,导致不准确的诊断与治疗。在门诊工作时,经常因为孩子的白细胞检验结果超过 1 万/微升而多处就医,而且十分担忧。实际上 1 岁内婴儿白细胞正常值为 0.6 万~1.5 万,明显区别于成人值,直到 12 岁以前,白细胞超过 1 万都可能是正常的(表 4-1)。

表 4-1 小儿血液白细胞正常值与成人比较

年 龄	出 生	2 周	3个月	6个月~6岁	7~12 岁	成 人
白细胞(WBC)(×10⁹/L)	9.0~30	5.0~21	6.0~18	6.0~15	4.5~13.5	4.0~10.0

3. 粒细胞和淋巴细胞的变化

白细胞的分类中以粒细胞和淋巴细胞的变化比较突出,生后 4~6 天至 4~6 岁期间以淋巴细胞占优势,约占 60%,中性粒细胞约为 30%。而在出生后 4~6 天前和 4~6 岁后直至成人则以中性粒细胞为优势,约占 65%,见图 4-1。

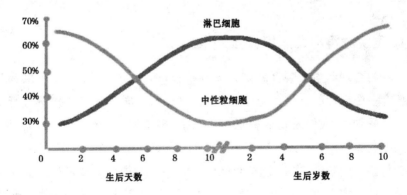

图 4-1 小儿白细胞的分类以及粒细胞和淋巴细胞比例的变化

一些医生以白细胞和分类值增高作为感染疾病未愈的指标而作为继续应用抗生素的证据。许多家长因为检验白细胞高而不敢停用抗生素。事实上对

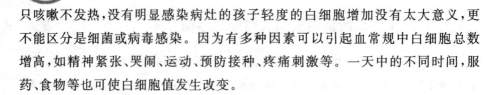

只咳嗽不发热,没有明显感染病灶的孩子轻度的白细胞增加没有太大意义,更不能区分是细菌或病毒感染。因为有多种因素可以引起血常规中白细胞总数增高,如精神紧张、哭闹、运动、预防接种、疼痛刺激等。一天中的不同时间,服药、食物等也可使白细胞值发生改变。

4. 白细胞生成、循环和清除过程

白细胞主要由粒细胞和淋巴细胞组成。白细胞中占优势的中性粒细胞来源于骨髓造血干细胞,在骨髓内成熟为粒细胞后释放到外周血进入血液循环中,而循环池和边缘池的粒细胞经常随机交换,处于动态平衡状态。中性粒细胞在循环中维持 10～12 小时,然后在毛细血管丰富的脏器,如肺、消化道、脾等脏器中以随机的方式逸出血管壁,进入组织。而组织中的粒细胞约是血管内的 20 倍。末梢血常规白细胞计数只反映机体内白细胞总数的一小部分,白细胞处于较迅速的动态平衡过程中。在复杂反复的病情时,单凭外周血白细胞计数去判断病情和治疗方案往往是片面的。

四、如何从膳食中获取免疫物质

1. 宝宝膳食尽可能多样化

所谓的合理和均衡膳食就是指五谷杂粮,肉类、蛋类、蔬菜和水果都要吃,而且要有一个合理的比例。至于怎么吃,要根据不同的家庭和孩子进行安排。这个孩子爱吃肉,我们鼓励他多吃一些蔬菜,多增加一些粗粮、米和面,把肉类的食物控制在一定的程度。对于不吃肉的孩子,就应鼓励其多吃一些动物性来源的食物。一般来讲,吃动物性食物比较多的孩子,微量营养素的状况比较好,因为动物性食物当中,铁、锌、钙比较多,但是还是鼓励这个孩子多吃一些蔬菜,把肉类控制在一个比较合理的水平。

2. 免疫力不能靠药补

许多爸爸妈妈想要通过某种方式来提升孩子的免疫力,所以只要听说什么补品可增强免疫力,就拼命地购买,然后塞给宝宝吃,这是不可取的。其实想要增强宝宝的免疫力,只有依靠膳食营养的均衡和日常护理得当。目前市场上许多所谓提高免疫力的药品或食品,其实功效十分有限,而且大多为短期行为。因为大多免疫物质都应具有生物活性,经过物理、化学等方法处理后的那些免疫物质,不一定还真的具有原有的免疫特性,有时甚至出现相反的不良效果。

3. 优质蛋白

当一个人感冒或发热时,机体将需要比平时多得多的热能去战胜疾病,同时机体的免疫系统也依赖各种氨基酸的摄取来修复。在患病之前或初期,人体内是否储备了这些蛋白质是十分重要的。当机体遭受病毒侵袭时,人体产生的大量抗体,又叫免疫球蛋白,实际上也是蛋白质的一部分,它们能中和某些感染因子,杀灭病原菌并将其清除出体外。蛋白质中氨基酸组成比较完善的称为优质蛋白质,这些蛋白质来源主要包括蛋类、禽畜、鱼虾、瘦肉和豆制品等。

4. 颜色鲜艳的水果和蔬菜

从丰富多彩的食物中获取免疫物质和抗氧化物是中西方国家极力推崇的一种抗病方式。颜色鲜艳的水果和蔬菜,如番茄、胡萝卜、酸浆果、金橘和菠菜等都富含免疫物质和抗氧化物,它们具有极高的生物活性,能保持机体免疫细胞免遭环境中不良因素的侵袭,并加强白细胞杀伤外来微生物的能力。同时,由于这些食物中还含有大量的维生素 C,因此有利于抵御病毒感染,并且能使患儿迅速康复。

5. 复合维生素

人体免疫功能需要多种维生素的帮助,每日摄入多种维生素如同买下了一份廉价的健康保险。复合维生素不同于单一维生素,长时间补充单一维生素可能扰乱体内其他营养素的吸收,甚至会中毒;而补充多种维生素则因其保持着一种平衡,因此不会发生这种情况。

在欧美民间,流行饮用洋葱汁治疗咳嗽的方法。研究发现,洋葱、大蒜能增强人体 T 淋巴细胞的免疫活性,从而增进整体的免疫反应。含类似大蒜和洋葱中免疫活性物质的食物,是一种理想的复合维生素,在人体内可充当清洁和杀毒剂的角色,起到杀灭和清除毒物和病菌的作用。因此,复合维生素也包括食物的多样化和合理搭配。

五、中医学对提升免疫力的良方

1. 健脾益气固表的食品

一些健脾益气固表的食品可以增强患儿体质,并减少呼吸道感染的患病。这些食品主要包括蔬菜类,有油菜、韭菜、香菜和葱;根茎及瓜豆类有胡萝卜、白萝卜、山药、南瓜及黄豆等;水果类有枣、梨、香蕉;干果类,如花生、核桃、芝麻、葵花子。此外,还有紫菜、蘑菇等。这些受中医学推崇的蔬菜、瓜果等食物,在小儿防病治病方面有着长期的应用经验。

2. 增强宝宝抗病能力的小加餐

百合花生粥:干百合 20 克,加水泡胀,同花生米 30 克一起,加水带皮煮熟,再加入糯米 60～80 克,加水煮粥,最后加糖少许即可食用。

银耳羹:银耳 10 克,香菇 6 克。先将香菇煮汤滤渣,再将银耳加入汤中,用文火煮成羹状即可食用。可加冰糖少许,一日食完,可连续食用。

黄精枣汤:黄精 6 克,红枣 20 克,加水煮汤一碗,同食,可连续食用。

3. 补气双菇面

取黄芪 10 克煎汤 50 毫升,再取鲜蘑菇及水发蘑菇各 25 克,加油适量,炒后再加黄芪汤煮熟。挂面适量煮熟后捞出放在黄芪双菇汤内,再加调料直至熟烂即可。作为主食经常食用可增强抵抗力。中医学认为,反复呼吸道感染是由于先天不足和后天失调造成脾、肺两虚及肺卫不固所致。在治疗时,除采用综合治疗外,食用增强体质的饮食及适当提供药膳,往往有利于患儿病情的恢复。

4. 温肺鸡汤糊

母鸡肉 250 克,猪腿肉 300 克,肉桂 10 克,党参 20 克(包在纱布内),加水 3000 毫升煮汤,直至肉烂,取出肉及药物后剩余汤汁 2000 毫升左右,然后将鸡肉、猪肉切成丝。取麦片 100 克,放入锅内煮沸后,再缓慢加入面粉 200 克,调成均匀糊状,最后加适量食盐及味精。食用时取适量鸡汤糊加入碎鸡肉、猪肉及少量香油分多次食用。以冬季食用为佳,经常食用有预防呼吸道感染的良好作用。

第五章　孩子不生病的关键环节

一、保持机体生物钟有节奏地转动

1. 保持内外环境的平衡

父母千万不要打乱孩子生物钟的平衡,帮他们找到自己的生活规律。该吃奶或吃饭的时候,孩子应当有一定的兴趣和要求,膳食要做到合理和均衡,容易消化和富有营养。成长中的孩子每天需要充足的睡眠,不应当经常出现入睡困难或夜间惊醒,如果你的孩子晚上睡得不够,可以让他白天小睡一下。孩子每日应保持一定量的运动,但不能总是处于过度兴奋的状态。周末多带宝宝到空气清新的公园玩一玩,让孩子保持精神愉快。此外,做游戏、学习,甚至排便都要有一定的规律可循,让宝宝机体生物钟始终保持有节奏地运转着。

2. 避免脾胃负担过重

婴幼儿脏腑娇嫩,消化吸收功能尚未健全。虽然机体发育旺盛,对营养物质需要迫切,但是脾胃运动消化功能相对不足。若吃得过饱,会使胃肠负担加重,消化功能紊乱,容易发生积食、腹痛,导致胃肠炎、消化不良等疾病。如果总是让孩子处于没吃饱的状态,时间长了会影响孩子的生长发育。片面追求营养,过度喂养,同样会给孩子带来诸多不必要的麻烦。家长必须随时掌握住孩子吃得是否合适,判断孩子是否吃饱了的信号很多,应当综合起来考虑。

3. 最简单的抗病利器——多喝白开水

多喝水可以保持黏膜湿润,成为抵挡细菌的重要防线。上幼儿园、外出时让孩子背着水瓶,不论是否出现口渴,应当做到随时饮水,但每次饮水量不宜过多。注意,要喝白开水,而不是各种含糖饮料。孩子喝水少,大便干燥往往是孩子生病的起因之一。在纠正宝宝大便干燥的措施中,多喝水仍是第一位的。多喝水还能让孩子的皮肤光洁、弹性好,减少皮肤感染的机会。多喝水的孩子不容易生病,一是排毒作用,二是保持了人体内环境的平衡。记住,白开水是独一无二的,任何东西都代替不了!

4. 保持室内空气新鲜——清除污染隐患

疾病的发生与室内污染有关。这些污染物包括进入室内的大气污染物,如沙尘、灰尘、重金属、臭氧等。此外,人体自身新陈代谢及各种生活废弃物的挥发成分,如粉尘、皮屑、棉絮、纤维;各种寄生虫、香烟烟雾;建材装饰材料,如甲醛、氨、苯、臭氧和放射性物质氡等,以及日常生活用品,如化妆品、杀虫剂、喷香剂、清洁剂等也会导致室内空气污染。因此,要定时打开门窗换气。家庭装修,特别是孩子居室的装修,力求简单,要选择绿色环保材料。去除粉尘、皮屑、棉絮、纤维污染物时应当使用湿抹布擦洗,避免干擦或干扫把污染物扩展到其他地方。

二、三分饥与寒,小儿保平安

1. 三分饥意味着什么

《古今医统》论述"四时欲得小儿安,常要三分饥与寒,但愿人皆依此法,自然诸病不相干"。对于幼小婴儿来讲,三分饥应当理解为在每餐吃饭前都保持良好的饥饿感和食欲,一方面能让孩子对吃饭感兴趣,不至于发生喂养困难。另一方面就是不能让孩子暴食暴饮,不要诱惑或强迫孩子过度饮食。一日三餐要有规律,不挑食,不偏食,不过饥,不过饱。避免暴饮暴食,少吃零食,不要给孩子含蛋白质和能量过高的饮食,如果每天大鱼大肉,再加上比较多的牛奶和脂肪含量高的糕点,长时间吃这些食物无疑会积食、上火,一上火就容易发热感冒,正如中医学对此现象的论述:"没有内热就引不来外感。"

2. 三分寒是为了适应冷热变化

小儿是阳气偏旺之体，穿得过多，盖得过厚，过于暖和则自身调节体温的功能就不能正常运行，会助长阳气，导致上火，反而容易感冒。三分寒就是让孩子不要穿得太多，要让孩子习惯冷一些的环境。由于孩子新陈代谢率高，运动量大，所以孩子宜凉不宜热，在秋冬季千万不要给孩子穿戴得太厚，应当与大人一样多，甚至还要少一些，夜间睡眠不能给孩子铺盖太厚的被褥，盖被褥也不必很严实。在一般情况下，忽冷忽热和孩子不适应冷环境是孩子患上感冒的主要诱因。经常穿戴太厚的孩子，如果一段时间休息不好，饮水少，大便有些干，再加上忽然着凉，生病的机会就会大增。

3. 有意识做好耐寒训练

孩子从小就要经常经受寒冷训练，清晨和傍晚气温较低时，可以有意识地让孩子到户外接受冷空气的刺激，从5～10分钟，逐步延长训练的时间。平时尽量训练孩子穿戴不要太厚，培养日光浴、空气浴和温水浴的习惯。可通过户外活动、跑步、游泳等增强小儿的体质。在秋季，天气逐渐转凉时，尤其要注意不要轻易给孩子增添衣帽，要让孩子冻一冻，只要孩子具备了不怕冷热气温变化的能力，孩子生病的机会就会明显减少。对于开始接受锻炼或体弱的孩子，在户外接受冷空气的刺激回屋后，可以给孩子喝些热牛奶或热水，这样可以把身体里的寒气驱散掉，然后视孩子的适应情况逐渐加长训练时间。预防孩子感冒最好的办法是让孩子更加接近而并非躲避大自然。

4. 及时添减衣物——适应外部环境的变化

宝宝穿衣要适度，一般与成人一样即可。如果摸一摸后颈感觉潮湿，说明衣服穿得多了，要脱一件；如果摸手感觉比较凉，面色苍白，说明孩子穿得少了，要添加衣服。一般情况下应当根据室内外温度的变化随时更换衣服，不提倡总是给孩子穿戴厚厚的、严严实实的，但孩子终究是柔弱之躯体，长时间暴露在冷空气或寒冷的环境下，孩子当然受不了。有的家长往往用手脚是否比较凉来判断孩子的冷热，其实，如果孩子精神好、玩得好，手脚有些凉反而不一定是坏事。

俗语说"仔人屁股三把火",就是指孩子不宜保暖过度。

三、把住"病从口入"关

1. 大人孩子都要勤洗手

一般说来,人的一只手上大约附着40多万个细菌,如果手洗不干净,后果不堪设想。很多孩子喜欢用手抠鼻子、揉眼睛,此时可能造成鼻子、眼睛黏膜的破损,使呼吸道中的病菌、手上的病菌乘虚而入。

一些疾病主要通过飞沫传播,感染者和患者在咳嗽、打喷嚏时可排出大量传染性病菌,带有传染性病菌的飞沫可以污染空气、外界各类物体表面和口腔及鼻子周围的皮肤。

勤洗手是预防包含甲型流感、手足口病、水痘、红眼病、腮腺炎、肠道病毒感染病等多种疾病的最简单、有效的手段。以甲型 H1N1 流感病毒为例,流感固然是呼吸道感染病,但病毒通过病人喷出的飞沫散布到空气中,可以黏附在周围物体上并能存活 2 个小时。日常生活中,双手与物品接触的机会最大,比如接触门扶手、电梯按钮、各种公共物品等,都可能是病菌传播的机会。

2. 掌握科学洗手的方法

大多数人每次洗手时间不足 8 秒,在如此短的时间内是很难有效清除手上细菌的。科学洗手方法要求打开水龙头后,用流动的水冲洗手部,应使孩子的手腕、手掌和手指充分浸湿;然后打上肥皂或洗涤液,均匀涂抹,搓出沫儿,让手掌、手背、手指、指缝等都沾满,然后反复搓揉双手及腕部。整个搓揉时间最好在 30 秒,最后再用流动的自来水冲洗干净,直至手上不再有肥皂沫儿为止。手洗净后,一定要用干净的个人专用毛巾、手绢或一次性消毒纸巾擦干双手,并勤换毛巾。如果用脏手巾或脏手绢,甚至用衣襟擦手,就会再次污染,等于没洗。

六步搓洗法:第一步,五指并拢,掌心摩擦掌心;第二步,手指交织,掌心摩擦手背;第三步,手指交织,掌心摩擦掌心;第四步,两手互握,互相摩擦手指、手

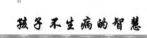

背;第五步,拇指在掌中旋转;第六步,指尖摩擦掌心。

3. 亲吻宝宝要小心

一份医学统计指出,人类口腔内的细菌种类超过700多种,这些细菌有好也有坏,葡萄球菌、链球菌、念珠菌等细菌会通过亲吻传染给孩子。此外,如果大人有口腔疾病,如牙龈炎、牙髓炎、龋齿等,口腔中就会有大量致病菌存在,通过亲吻宝宝,这些病菌就会进入宝宝的口腔,引发宝宝的口腔疾病或其他并发症。由于化妆品不少都含有铅、汞或其他化学物质,如果没有卸妆就亲吻宝宝,会让宝宝接触到化妆品的成分,这些有害物质进入宝宝体内会引发接触性皮炎或其他伤害。

4. 小儿出行,健康第一

有些孩子在旅游途中,出现全身燥热,颜面潮红,小便发黄,大便秘结等症状,还有些孩子的嘴唇干裂,口舌生疮。这是因为旅游途中,孩子活动量相对比日常大许多,需要消耗大量的精力和体力;在旅游的紧张活动和变化中,孩子全身各系统的平衡和内环境的协调容易遭到破坏,这往往是导致疾病发生的前奏。因此,携带孩子出门旅游,日程安排一定要照顾到孩子的特点,安排好作息时间,保证儿童睡眠时间,饮水要充足,避免过度疲劳。多吃"清火"食物,如新鲜的绿叶蔬菜、水果等。避免孩子饥不择食,如果不节制饮食,必然增加胃肠负担,引起肠胃不适。

5. 夏天如何使用空调

夏天为了让宝宝舒服,用空调降温是可以的,但在使用空调期间要注意室内通风,空调的风不能直接对准孩子,空调的温度调节不要低于27℃,最好控制在28℃左右。不能给孩子吹风扇,这样孩子散热太快,另外对流比较快,孩子的体温调节中枢是不稳定的,可以造成孩子抵抗力下降,容易生病。如孩子感冒本来很轻的,可以加重感冒。孩子轻微发热的时候,使用空调物理降温也是一种方式,可以将孩子的前胸、后背用被子盖住,四肢可以在外面活动,再将空调的温度控制在27℃～28℃,这样比较利于散热。

6. 使用空调不可贪凉

长时间使用空调的房间因门窗紧闭会使室内新鲜空气含量少,孩子待的时间久了容易出现疲乏。加之长期暴露在冷而干燥的空气中,孩子的呼吸道及消化道抵抗力会下降,一些病毒、细菌就会乘虚而入,可引起上呼吸道感染及腹泻。因此,在使用空调时,一是要注意空调过滤网的清洁,同时使用空调一段时间后要定时开窗通风。二是要注意温度适中,切不可贪凉而将温度调得太低。三是当孩子从外面进屋时,先要将其身上的汗水擦干净,再进入空调房。

四、扶助正气,避开邪气

1. 减少与外界感染接触的机会

秋冬季节温度下降非常适合病菌生长,因此成为病菌孳生、流感发病的高峰期,尤其一些病毒性感染的机会会明显增多。为了减少宝宝受到感染,应尽量避免带宝宝出入公共场所。托幼机构内患有呼吸道传染病或呼吸道感染疾病儿童比较集中时,室内要经常通风换气,保持环境的空气清洁,禁止成人在室内吸烟等。当大人有流行性感冒或腹泻等肠胃疾病时,应尽量减少与宝宝的接触。

2. 保持身体内外平衡

免疫系统就如同保卫身体的战士,随时都准备和侵入人体的细菌作战。免疫力的好坏,决定宝宝的健康状况,并对宝宝的社会适应能力乃至今后的生活质量都有一定影响。因为免疫力好的宝宝不容易生病,各方面的发展才能得到保障。生活中的一些简单方法,就可提升宝宝的免疫力,减少生病的次数。母乳喂养、免疫接种可以使一些常见传染病的发生降到最低点。此外,均衡饮食、良好的卫生习惯及稳定的情绪与精神状态都可以充分发挥免疫系统的卫士作用。

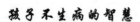
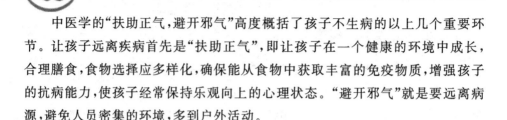

中医学的"扶助正气,避开邪气"高度概括了孩子不生病的以上几个重要环节。让孩子远离疾病首先是"扶助正气",即让孩子在一个健康的环境中成长,合理膳食,食物选择应多样化,确保能从食物中获取丰富的免疫物质,增强孩子的抗病能力,使孩子经常保持乐观向上的心理状态。"避开邪气"就是要远离病源,避免人员密集的环境,多到户外活动。

3. 孩子的免疫力在不断增强

如果你家太干净,孩子没有机会通过感染产生抗体,抵抗力反而减弱,并可能导致过敏和自身免疫失调。因此,普通家庭平时只要使用一般肥皂和水就可达到清洁的目的,不要天天使用消毒液。

不随意使用抗生素也能让免疫系统得到锻炼,当感染不是很严重时,尽量不要用抗生素,而是靠自身的抵抗力,使免疫系统得到锻炼。这样当下次再遇到同样的"敌人"时,已经训练过的免疫细胞便会产生出有针对性的免疫力,从而保护身体安全。

4. 宝宝不能生活在压力之中

宝宝的抵抗力是夸出来的,宝宝不能生活在压力之中,保持乐观向上的心理状态,是增强机体免疫力的重要措施。外界的刺激过于强烈时,孩子的免疫力就会下降。为减轻孩子的心理压力,应保持养育环境相对稳定,要夸奖孩子的长处以增强自信,让孩子经常感觉到轻松、快乐。不要把孩子的短处同其他孩子长处比较,不要当着孩子的面吵架。现今社会,一些年轻的家长对孩子的期望值过高,缺少宽容和沟通,时间久了,宝宝的身心和免疫系统都会遭到破坏。

五、阳光与运动的好处

1. 户外活动

在气候适宜的情况下,让孩子到户外接触阳光和新鲜空气。用现代医学的观点来说,户外活动可借阳光的照射,增强人体内自身合成维生素 D 的能力。维生素 D 不仅对钙、磷的吸收及利用是必需的,而且对人体的生理功能、对许多常见病的防治都具有积极作用。

经常带孩子到户外活动,可以改善孩子的心情与情绪,会使孩子的身心健康状况明显改善。经常呼吸新鲜空气,积极锻炼身体,会增强小儿体质。户外活动时,一般选择早餐后 1 小时最好,不要空腹。在夏季应在树荫下或凉棚下,避免烈日直接照射。户外活动的时间,一般不少于 2 小时,体质弱的孩子可短些。

2. 蹦蹦跳跳伴随孩子长大

体格锻炼可增强孩子适应外界环境变化的能力,增强体质,预防疾病,促进健康。让孩子在室内一个较大的空间,爬行或扶着走。可给孩子穿上鞋子,到户外平坦的地方学迈步。

有的孩子喜欢攀爬沙发、楼梯,这也是锻炼的方式,不必太多干涉,但要注意孩子安全。许多孩子喜欢故意把东西扔掉再捡起来,觉得很有趣,大人可和孩子一起玩这种游戏。

适量的运动可以有效加强孩子的健康状况。家长们每天给孩子留出一定的运动时间,让孩子的体质在蹦蹦跳跳中得到加强。蹦蹦跳跳多了,孩子的活动范围大了,孩子的消化能力自然会增强,到下一顿吃饭时孩子往往会表现出令你吃惊的饥饿感来。长期以来,多数父母在培养孩子的过程中,只讲究营养,轻视锻炼,重视知识培养,忽视心理教育。其实,体格锻炼对婴幼儿的体格发育和心理成长会产生良好的刺激作用。

3. 婴幼儿被动和主动做操

对于幼小婴儿,被动和主动做操不仅能够锻炼宝宝全身的肌肉,还能使宝宝心情愉快,精神活泼,食欲良好,睡眠安静而持久。持之以恒的被动和主动的做操,每天最好 10～15 分钟,可以让孩子的脑部神经得到刺激,有利于宝宝脑部的发育。婴幼儿在出生后的 2 个月,即可在父母的帮助下做一些简单的肢体运动,稍大一点就可练习翻身、坐立、爬行等动作。如果孩子原有轻度的肋外

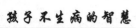

翻、鸡胸、漏斗胸，通过"扩胸运动"可得到矫正。随着孩子年龄的长大，应当鼓励和培养主动做操的习惯，宝宝上了幼儿园，早晨和课间做操时，应当积极参加并认真做好。

4. 如何给宝宝做婴儿体操

2～4月的婴儿完全可以在大人的帮助下做被动体操。主要锻炼胸部、臂部肌肉，肩关节，膝、肘关节及其韧带的功能，同时做按摩体操可促进手臂肌肉和脚腿肌肉的肌力发育。

4～6个月的婴儿，可强化背部、颈部肌力，培养平衡感；通过翻身练习和坐立，使婴儿熟悉姿势的变化。

6～8个月的婴儿逐渐发展到主动做体操，以锻炼婴儿的腕力和臂力，锻炼腰肌、腹肌、下肢肌肉、两肘关节及手眼的协调能力。

8～10个月的婴儿应着重爬行体操，爬行体操十分有利颈部肌肉和手臂肌力，增强下肢肌肉和腹肌的发育，对孩子的注视能力及大脑的发育都有很大帮助。

10～14个月的小儿要练习站立体操，以增强婴儿腹肌、下肢和手臂肌肉，并锻炼其协调运动、步行运动，适应身体状态的变化。

5. 宝宝的运动能力

平衡能力。平衡能力从幼儿阶段发育速度加快，女孩平衡能力强于男孩。幼儿有维持左右平衡的能力，可让幼儿在平衡木上走（或站高处），观察其平衡能力。

敏捷性。敏捷性与神经系统功能、感觉功能、智力、判断力等发育情况有密切关系。敏捷性运动范围较广泛，变换方向跑就是一例。

爆发力。如起跳时腿部在瞬间发出的最大的力量。立定跳远，至4岁时发展较快。至5岁时男女幼儿的爆发力就出现差别，5岁半后，立定跳远成绩可显著提高。

肌肉持久力（耐力）。肌肉耐力自4岁起发展加快，肌肉耐力与呼吸、循环功能有关。当然，这种能力还受周围环境的影响，并存在着个体差异。

灵活性和协调性。身体从事灵活性运动的能力受日常生活习惯、日常玩要的内容及周围运动环境的影响。若能经常玩做跳绳、滑梯、体操等游戏，5 岁后儿童的灵活性就相当发达。

婴儿的发育较块，但至幼儿期后，其发育稍慢，至 4～5 岁时增长速度最慢；以后还有再次增加的趋势。此时，随着大肌肉群的发达，运动能力也会提高，敏捷性、灵活性也随之提高，运动也比较随意和自主。

六、把肥胖的身躯减下来

1. 肥胖不是健康的标志

带孩子前来医院就诊的家长，往往诉说自己的孩子如何存在发育不良等问题，很少有家长因孩子胖而带孩子前来就诊的。这一现象也说明，儿童肥胖问题在相当程度上并没有引起家长的重视。

婴儿时期体重增长过快，由于体重的负担会使孩子动作发育比较笨拙。由于生长速度超过正常比较多，导致供不应求，孩子往往会出现多种营养素的缺乏，比如缺铁性贫血、佝偻病的患病机会明显增加。同样的道理，大脑的发育也会因为营养物质跟不上而受到影响。

儿童单纯性肥胖与生活方式密切相关，以过度营养、运动不足、行为偏差为特征。虽然中国儿童的肥胖率低于欧美等发达国家，但是中国儿童肥胖的增长势头却大大高于欧美国家。儿童期肥胖，可促进机体脂肪细胞数量的增加，使其到了成年期更容易肥胖，并且大大增加了减肥的难度。

2. 宝宝胖不胖 1 岁前控制很重要

孩子长大后的肥胖，很可能是 1 岁前体重没控制好埋下的隐患。没有控制好婴儿期的体重是导致孩子长大肥胖的重要因素之一。1 岁以前的婴幼儿，体重指标是最关键的，如果婴幼儿时期喂养过剩，宝宝的胃部耐受力就会提高，将来的食量也会相应增加。

有些家长在孩子断奶后，总挑好的食品给孩子吃，如深海鱼、大虾、奶酪等

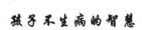

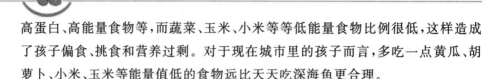

高蛋白、高能量食物等,而蔬菜、玉米、小米等等低能量食物比例很低,这样造成了孩子偏食、挑食和营养过剩。对于现在城市里的孩子而言,多吃一点黄瓜、胡萝卜、小米、玉米等能量值低的食物远比天天吃深海鱼更合理。

3. 吃得多,动得少

肥胖是由于摄入的食物产生的能量超过消耗的能量,引起体内脂肪堆积所致。通常情况下,体重超过按身高所测标准体重的 20% 为轻度肥胖,超过 30% 为中度肥胖。儿童肥胖率随膳食摄入量的增加而增加,大一点的宝宝看电视时间的增加、经常吃快餐等都是导致儿童肥胖的主要行为因素。缺乏运动是导致儿童消耗能量过少的主要原因。近些年来儿童体力活动的机会在逐渐减少,儿童发生肥胖的可能性也在不断增加,一旦发生肥胖孩子参加运动的积极性会降低,长此以往孩子很难再恢复到正常体重。

4. 不同阶段儿童肥胖的特点

在婴儿期,孩子活动范围小,睡眠时间长,吃的食物营养丰富,加上有的家长给孩子进食不控制,孩子一哭就给他吃东西,这样很容易造成肥胖。在婴儿期肥胖的孩子,到两三岁以后,随着孩子活动量的增加,活动范围的扩大,肥胖现象大多可以改善。

学龄初期,中度以上单纯性肥胖的儿童,开始发胖的年龄大多在 5 岁左右,处于学龄初期。这个时期儿童的肥胖,主要是由于不良的生活方式所致。如暴饮暴食、大吃大喝,过多地吃甜食和洋快餐,致使摄入的能量过多,加上运动过少,静坐时间多。儿童肥胖在 13 岁左右达到高峰,而后大多会延续到成年期。儿童一旦肥胖,由于体内脂肪比例增高,酸性代谢产物排泄不充分而致蓄积量增大,儿童会经常感觉疲倦乏力,贪睡,不愿活动。又因为肥胖导致水、糖、脂肪代谢紊乱,高胰岛素血症而出现异常饥饿感,表现为嘴馋特别贪吃。这样就促成了儿童懒惰的生活习性,从而变得既贪吃又贪睡,越来越胖。

5. 儿童肥胖的危害

儿童肥胖会引起高脂血症、高血压病、脂肪肝等。部分儿童会因肥胖导致性发育障碍,男孩出现隐睾、乳房膨大等性器官和性特征发育障碍;女孩则出现性早熟或月经异常,导致其成年后的性功能障碍和生殖能力下降。

肥胖还可以使儿童生活自立能力下降,身体抵抗力下降,损伤孩子的自立和学习能力,容易罹患消化道及呼吸道疾病。过度肥胖导致呼吸系统功能下降,血液中二氧化碳浓度升高,大脑皮质缺氧,儿童学习时注意力不易集中,从而影响儿童的智力发育。肥胖后由于体型变化,会给儿童造成心理上的压力,形成自卑、孤僻以及人格变态,导致儿童心理发育障碍。打鼾、夜间呼吸困难、出汗、夜尿等是肥胖儿童常见的睡眠问题。

6. 胖宝宝的饮食控制

养成细嚼慢咽的进食习惯,以减少食入量。进餐前先喝些菜汤,吃饭时,饭菜佳肴不要一同端上餐桌,这样可以避免孩子狼吞虎咽,吃得过快、过多。断断续续地端上菜肴,让孩子吃一会儿停一会儿,这时他的饥饿感会慢慢降下来,吃得也就不如以往那么香,那么多了。

多吃蔬菜,如白菜、芹菜、油菜和萝卜、黄瓜使得孩子容易产生一定的饱腹感。饮食中应以低脂肪、低碳水化合物、低热能为原则。瘦肉、鱼、豆腐、豆浆、虾、肝等既可保证儿童充足的营养,又避免了孩子过于频繁出现饥饿感。

适当减少食量,并先从主食减起,脂肪摄入量应严格控制。含能量过高的食物要少吃。香蕉、葡萄、橘子、西瓜等因含糖较多,宝宝不应多吃。纠正宝宝经常吃甜点、糖块、干果、奶油类食品等高能量零食的习惯,特别是晚餐后不要再吃零食。

7. 胖宝宝多做有氧移位运动

儿童肥胖率随着看电视的时间增加而增加,平均看电视时间每增加1小时,儿童肥胖发生率增加约1.5%。每天看电视的时间一定要控制,以20分钟,每日不超过2次为宜。对不喜欢去户外运动的宝宝,应注意观察其兴趣,巧妙安排并吸引他们乐于出去活动,尽量让宝宝多走路。运动既能消耗掉多余的能量,又不损害宝宝的生长发育。

运动时必须身体移位,身体移位能消耗大量氧气,如骑小车、跑步、跳绳、登楼梯、游泳等。运动项目的选择及强度大小要合适,要注意宝宝的疲劳承受程度,不是所有的运动都合适,运动量过大,反而会增强食欲。父母必须给孩子做榜样,如全家爬楼梯或在家里玩运动性游戏。

七、小心儿童患上成人病

1. 儿童高血压、高血脂、脂肪肝

儿童患上成人病,营养过剩和缺乏运动是罪魁祸首。一项对 3～6 岁儿童的血压专项调查结果显示,儿童高血压检出率为 10％左右,另有 7.5％的儿童血压处于临界值。其中,肥胖儿童高血压检出率是其他儿童的 1.5 倍。儿童健康监测报告还显示,肥胖组儿童三酰甘油明显高于其他儿童,并且伴随肥胖程度的加重而增高。肥胖组儿童血糖均值也高于其他儿童。儿童易患的成人病包括高血压病、脂肪肝、颈椎病、糖尿病、胃病、肾病、心脏病等,而以前,这些只是中老年人的易患疾病。

2. 小儿也患糖尿病

近年来,受遗传因素、生活方式、环境因素等多方面的影响,儿童糖尿病呈现发病率上升、患病年龄提前的趋势。目前糖尿病的发病机制尚不完全清楚,但如有家族遗传背景,加上柯萨奇病毒、麻疹病毒、腮腺炎病毒、单纯疱疹病毒等感染的诱因,容易导致 1 型糖尿病发生。此外,受四氧嘧啶等化学物质的刺激或婴儿早期饮用牛奶,也可能诱发 1 型糖尿病。高糖、高脂肪等饮食结构和缺乏体育锻炼会导致 2 型糖尿病发生。

由于孩子较小,不懂得向家长讲述自己身体的不适,因此家长很难发现孩子身体的异常情况。为此,家长平时要多观察孩子体重、饮食方面的变化,如出现异常,应当及时到医院就诊。

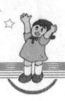

3. 预防糖尿病从孩子开始

孩子出生后，尽量母乳喂养，并且每隔 3 个月就为孩子测 1 次体重，避开 1 岁内的第一个肥胖高发期。孩子 1 岁后，培养其良好的饮食习惯。不多吃油炸食品、含奶油冷饮、精细的米面及含糖多的食品和饮料，多摄取新鲜蔬菜、水果、瘦肉、鱼类和杂粮。

自幼培养孩子多做运动，父母要督促孩子多参加运动，并尽量多与孩子一起运动。不要让孩子经常看电视或玩电脑。对于有家族遗传倾向或已出现肥胖的高危孩子，要定期检查血糖、尿糖，力争早发现、早治疗。父母平时要多关注和掌握孩子的健康状况，特别是在 5～7 岁及 11～13 岁这两个发病高峰期，应当定期带孩子去医院体检。

4. 查体时应当给孩子测血压

随着生活方式改变，心脑血管疾病已成为危害城市人群的主要疾病，这一影响对儿童也不例外。成年人心脑血管疾病有时在儿童时期就初露端倪，其中高血压就是这种端倪之一。

对于肥胖或家族中有原发性高血压的儿童，要定期给孩子测量血压。而那些没有家族史的家庭，如果发现孩子常有颜面潮红、易出汗、脾气暴躁、乏力和嗜睡等情况，也应给孩子测量血压。儿童血压正常值范围是收缩压≤90 毫米汞柱、舒张压≤60 毫米汞柱。如果孩子的血压 3 次测量都超过了这一标准，即可视为高血压，应尽早就医，控制血压。预防儿童高血压病主要从控制食盐、控制高糖、高脂，及多运动的生活习惯开始。

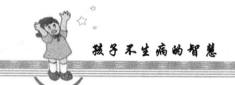

第六章 预防儿童生病的第一道防线

一、新生儿筛查

1. 新生儿疾病筛查包括哪些

在发达国家列入新生儿筛查的项目,有的多达 20 多项。我国《母婴保健法实施办法》中规定的新生儿疾病筛查主要包括苯丙酮尿症和先天性甲状腺功能低下症两种,2002 年国家卫生部在此基础上又增加新生儿听力筛查。

目前,在我国一些大城市新生儿疾病筛查项目除以上 3 个项目外,在不同地区还陆续开展了先心病、葡萄糖-6-磷酸脱氢酶缺乏症、新生儿白内障、新生儿髋关节发育等筛查项目。

2. 苯丙酮尿症

苯丙酮尿症是一种常染色体隐性遗传病。由于患儿体内带有分别来自父母双方的致病基因,影响体内苯丙氨酸羟化酶活性,使苯丙氨酸及其代谢产物蓄积,引起脑萎缩和智力低下。在我国发病率为 1：8 000～1：7 000。该病分为两大类型:一种是由于苯丙氨酸羟化酶缺乏,造成体内苯丙氨酸过高导致危害,经饮食控制后即可好转,称为"经典型苯丙酮尿症"。而少数患儿体内缺乏的不是苯丙氨酸羟化酶,而是四氢生物蝶呤,它是苯丙氨酸羟化酶的辅酶,它的缺乏不但出现高苯丙氨酸血症,还会影响多种神经递质的形成,使患儿出现抽搐、瘫痪等一系列不同于苯丙酮尿症患儿的神经系统的症状。这种病儿若治疗不及时,病情很快恶化造成死亡,所以称为"恶性苯丙酮尿症"。

3. 先天性甲状腺功能低下症

这是一种由于先天性甲状腺发育缺陷，不能产生足够的甲状腺素，引起生长迟缓，智力落后的病症。在我国发病率为 1：3 000～4 000。随着年龄增长，患儿智能和体格发育均落后于同龄儿童的水平，成为矮小畸形的痴呆儿。此种患儿进行甲状腺素的替代补充疗法，只要早期治疗，坚持用药，患儿一般能够正常生长发育。

4. 葡萄糖-6-磷酸脱氢酶缺乏症

俗称蚕豆病，是一种遗传性红细胞酶缺乏症，我国发病率为 0.2%～4.48%。患儿红细胞膜失去稳定性而造成溶血现象，主要表现为新生儿溶血，新生儿期黄疸进展较快，严重者病情恶化导致核黄疸，从而引起患儿脑瘫。患儿在使用某些食品(如蚕豆)、药品后诱发急性血管内溶血，引起贫血、黄疸、血红蛋白尿等一系列表现，严重者可致死亡。儿童或青少年期表现为持续性慢性溶血。该病经新生儿筛查可早期发现确诊，采取有效的预防及治疗措施，预防新生儿期核黄疸，杜绝患者与发病因素接触，防止不良后果发生。该病在我国分布规律呈"南高北低"态势，广东、海南等长江以南地区发病率高。

5. 先天性肾上腺皮质增生症

先天性肾上腺皮质增生症是一种先天性常染色体隐性遗传病，发病率为 1：13 000 左右，患儿父母均为携带致病基因的正常人。该病是由于肾上腺皮质某种酶(常见为 21-羟化酶)的缺陷而导致肾上腺皮质功能减退，雄激素水平异常增高，导致女性男性化及男性假性早熟、身材明显矮小、生育障碍，对心理、生理发育及以后的工作、婚姻、生育带来严重的影响。根据酶缺乏程度的不同，该病在临床上分为失盐型、单纯男性化型和非典型型。失盐型患儿往往出生后不久即出现严重的临床症状，如呕吐、腹泻、脱水、代谢性酸中毒及低血糖等，严重的会危及生命。

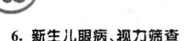

6. 新生儿眼病、视力筛查

视力筛查步骤包括初筛、复筛、随访干预3个部分,初筛时间为出生以后1周以内。具体包括外眼检查、对光刺激反应、红光反射和散瞳眼底检查等,初筛后诊断明确病例需及时进行有效干预。对通过初筛不能确诊病例均择期进行针对性复查。

新生儿常见眼病或眼部异常,包括先天性眼病或眼部畸形、新生儿眼病和眼部组织发育迟缓。在视觉发育敏感期的1~3岁内,及时发现问题,及早干预。而对那些对视力影响不大而暂时又无法治疗的一些先天性眼部畸形,通告家长,可进行跟踪检查,不急于干预。

7. 新生儿听力筛查

听力筛查采用的是耳声发射、脑干听觉诱发电位和行为测听等生理学检测方法,在孩子出生24小时以后,对其进行听力测定。由于听力是由外耳、中耳及内耳经过声波向电能转换等一系列复杂过程完成的。整个过程中任何一环出现问题都会造成听力损害。筛查一般在新生儿出院前进行初筛,未通过者于28~42天进行复筛,仍未通过者转诊听力检测中心。对于有高危因素的新生儿,即使通过筛查仍应结合听力行为观察法,3年内每6个月随访1次。

如果没有通过住院时的听力初筛,宝宝听力也不一定就有问题。导致宝宝初筛没有通过的原因可以是多方面的,也许由于分娩,使外耳道内存留较多羊水、血性物等以致外耳道受阻,中耳积液,环境及体内噪声等,所以需要在生后1个月后进一步测试。

8. 先天性髋关节脱位筛查

先天性髋关节脱位属于常见的儿童骨科疾病。第一胎、臀位和羊水过少均为导致先天性髋关节脱位的产前因素。而产后因素包括束缚于过紧的包裹中,使髋部不能处于自然的屈曲外展的位置,则是重要的产后因素。髋关节脱位在出生时,从外表是看不出来,作为父母如果发现小孩髋部呈现外展困难、腿长不等、步履不稳时,均须特别注意。多半先天性髋关节脱位是在开始走路后,因步履不稳、腿长不一致来就医发现的。对治疗而言,此时已晚。

先天性髋关节脱位治疗方法因年龄而异。6个月大以前可用吊带治疗,效果好;宝宝稍大一点,则须牵引,包括石膏支架,治疗时间也拖长;1岁以后,通常须手术复位。

二、多一分注意少一分意外

1. 轻度外伤

轻度皮肤擦伤,一般出血不多,可用生理盐水或温开水中加少量食盐冲洗,进行清洁消毒,然后涂抹消炎药水于患处,再盖上护伤膏,数日内即可痊愈。

轻度表浅的割伤,在上述处理后应裹上纱布或扎上绷带,绷带裹紧的压力促使血液在伤口处凝固。如果出血较多或伤口较深,要直接压迫伤口,并将受伤的肢体抬高以减少出血。

轻度摔伤,小儿只表现在跌落时受惊大哭,吓得面色苍白,当母亲抱起后加以安慰就立即恢复正常,几分钟后头部摔伤处起一个小包,外部并未出血,这是头皮内血管受伤引起的,可用冷毛巾敷头部,在伤处涂抹碘酊消毒消肿,但不可热敷。

2. 严重的摔伤应该及时就医

严重的摔伤应该仔细检查,如出现以下情况,应立即快速送医院。跌倒后,疼痛不已,肢体不能活动或出现变形,应考虑到是否骨折或脱臼。这时不要擅自正骨,应放在木板床上避免乱动。跌跤后不停地哭,头痛、恶心、呕吐,或跌倒后失去知觉,昏睡不醒;伤口经压迫5分钟后仍出血不止;伤口过深,裂缝很大,皮肤边缘不整齐,需缝合。以上这些属于严重的摔伤,应当及时就医。

3. 意外跌落

婴幼儿因跌落与碰撞所导致的身体伤害,是幼儿事故伤害中的最主要的原因。幼儿从楼梯、床、窗、家具及家中其他的物体上跌落,这是与儿童的好奇心,以及自身运动技巧的发展相关联的。从婴幼儿的身体组成与结构来说,由于 3 岁以下幼儿的头部占身体中较大的比例,而且比其他部位显得重,所以从高处跌落时,总是头部先着地。头部受伤可以发生死亡或对幼儿产生严重的伤害,引起智力和其他功能的障碍等。即便婴儿从成人的膝盖上跌落,也可能会引起脑震荡、头骨破裂或颅内出血等。

4. 引起跌落地方的重点防护

许多跌落都是婴幼儿从窗户或阳台上跌落而导致死亡或严重摔伤,预防的方法要做到窗户边没有孩子可攀爬的桌子、凳子等家具,窗户上装一定高度的栏杆。窗户要保持关闭,或开一定的宽度,而儿童不会爬出去。阳台的栏杆要足够高,孩子不易攀爬。阳台栏杆间的宽度要不能使孩子头钻出。

台阶是儿童锻炼爬行技巧和发现新事物的去处,孩子会跟着成人或大一点的孩子走到台阶处。预防的方法要做到台阶处白天和夜晚都有足够的亮度,台阶上铺放地毯,地毯要铺平并没有毛边。台阶上不要放置任何东西,台阶至少一侧要有扶手。

5. 幼儿跌伤可能随时发生

如果给孩子买了一辆学步车,要适合孩子的体重,经常检查学步车的每一个车轮,确保它们能 360°地旋转。孩子在学步车上时,成年人一定要在边上看护。

幼儿还会从任何有高度的家具上摔落,如床、凳子、桌子等。预防的方法主要是不要让孩子攀爬凳子、桌子、床等家具。当孩子坐在高处时,最好用有安全带的儿童坐椅。

绊倒、失足和跌倒也是常有事。地面有水,地面不平或在房间的地板上有玩具、鞋子和其他物体,以及家中有台阶都有可能发生孩子跌倒。预防的方法是要做到家中的过道上没有杂物,教孩子在玩后,收好玩具。当地上有水时,马上要擦干,在浴缸或淋浴间内装上扶手和铺上防滑垫。

6. 婴儿摔伤的护理

最常见的是婴儿从小床上坠落,椅子翻倒而跌落或是从楼梯摔下。房间里如果铺设地板,婴儿坠落后立刻"哇"地哭出声来,那就不要紧。敏感的婴儿跌落时吓得脸色苍白,但抱起后立刻恢复正常。从饭桌的椅子跌落,一般不必看医生,但从楼梯上摔落下来,需要慎重。当跌落后失去知觉,头部有外伤时,要去医院,外科医生会给孩子拍颅骨的 X 线片,检查一下脑内是否有出血。不管是从床上跌落,还是从楼梯上摔下去,只要立刻哭出声来,没有发现其他毛病,就可能没有大的损伤,但当天要让他保持安静,注意观察一两天。

7. 小心严重的摔伤

较少见的状况是,婴儿因跌倒伤了脾脏或肾脏。如果伤了肾脏,小便会因出血而发红;如果伤了脾脏而出血,脸色会发灰色,肚子肿胀,情绪不好,不爱吃东西,让医生一看就知道有内伤。容易被忽略的外伤包括锁骨骨折等,如果一抱婴儿腋下,婴儿因疼痛而哭泣,让婴儿举起双手时,锁骨骨折这一侧的手就很难举起来。

8. 吞入异物

小婴儿由于臼齿无力、咀嚼肌弱、吞咽控制能力差,以及呼吸道相对较小,由此容易发生异物吸入所引起的阻塞,甚至造成婴幼儿窒息。当家长们发现宝宝有阻塞的情况出现时,除了快速检查周边环境,判别可能造成阻塞的因素外,必须把宝宝的嘴巴打开,检查是否可看见异物,若异物仍可经张嘴辨识,就可使用手指将其掏出。对于无法看见异物的紧急处理措施则最好是以拍背或头下脚上的拍打背部、胸部做急救处置。

9. 小心衣物、被褥引发的窒息

除了吸入性的阻塞情形外,由衣物、棉被等外力造成的呼吸不顺畅,进一步则会导致小婴儿窒息的事件层出不穷。所以,妈妈们在替宝宝选购衣物时,要避免系带过长、包覆过紧、不易穿脱等潜在危险物品。宝宝睡觉时,也要避免给予其过于厚重的棉被,或将棉被铺盖超过肩膀,以免宝宝陷入难以呼吸、挣脱不易的困境。

10. 预防儿童药物中毒从家庭做起

药品和营养品等放在儿童不易取到的地方或上锁的抽屉中,药品要放置标示清晰的原装的容器中,当给儿童服药时,必须按标签上所指示的年龄和体重给药或按医嘱给药。给孩子服药时,要让他安静坐下,大人不要在孩子玩时随便给药。大人不要在孩子的面前服药,因为孩子会模仿大人的行为,不要把药作为"糖"来逗引孩子。选用儿童不易打开盖子的药瓶,过期和不用的药品要及时丢弃。

11. 烧烫伤、触电

皮肤只要接触到60℃左右的水温便会导致3°烫伤,滚烫的开水与火源会造成更严重的后果。家长们除了避免让宝宝接触高温的热水与接近火源外,洗澡时的水温也应控制在35℃以下,以免宝宝娇嫩的肌肤因过热的洗澡水而产生发红的现象。如有烧烫伤,记得"冲、脱、泡、盖、送"5字诀。身体表面包括眼睛沾到毒物时用大量清水冲洗,同时尽量将残留毒物与包装保留带给医师参考,以方便给予解毒药物或进一步处理。对于喜欢东摸西碰,充满好奇心的宝宝来说,电的存在也是一大潜在危机。一般家庭随时都要注意宝宝与电的接触。

12. 误食中毒

幼儿误食中毒的情况以药物、清洁剂最为常见,其中又以一般的感冒药、长辈的安眠药、高血压药,甚至是灭鼠药为误食的最大来源。因此,一旦宝宝出现心悸、冒冷汗、咽喉不适,甚至不停流口水的疑似误食中毒状况时,若宝宝当下没有立即的致命情形,家长可先快速搜寻与检查家中的药罐、清洁剂等包装,查看其是否有被开启或取用的迹象,纪录宝宝疑似服用药物的种类与剂量,并将宝宝送医后,提供给医师作为参考。若妈妈们在经初步查看后,确认宝宝食入的物品属于强酸碱类,可立即喂食牛奶中和稀释,切记不可施以催吐的方式,以免造成食管灼伤的情形。

13. 溺水

溺水之所以会造成宝宝生命危险的主要原因与无法呼吸有关。一般来说，溺水的伤害过程最先为窒息，其次则是脑部缺氧，随后才引起的组织酸中毒与肺部积水等。当遭遇溺水时，2分钟后孩子便会失去意识，4～6分钟身体便会遭受极大的伤害。

溺水的孩子一旦被救起，首先应检查他是否还有自主呼吸。如果没有，应立即开始心肺体外挤压，并且马上打电话寻求医务人员的帮助，直到孩子恢复自主呼吸或80～100次/分钟的心跳，然后等待医务人员的到来。

14. 节假日防意外发生

每逢节假日，各式各样的食品中不乏坚果类的食品，如花生、核桃、腰果等，而家长也往往会将这些食品置于客厅桌上的糖果盒内，供客人来访时享用，不过这对于家中有幼儿的家庭来说，却是潜在的危险。有些食品常常放在未密封的容器中，并且是幼儿容易触及的桌面上，一旦大人忙于招呼客人又疏于注意时，幼儿就可能发生误食而窒息的意外。家长应特别注意食物的摆置及收藏，以避免不必要的伤害。

15. 发生意外的处理要点

如有外伤，伤口外周围皮肤可用清水或肥皂水清洗，伤口以生理盐水或冷开水清洗。伤口很大很深则避免清洗时污染，应尽快送医，送医过程中可施予包扎压迫止血。若仍有出血，也可抬高患肢高于心脏位置，或压迫近端动脉搏动点辅助止血。流鼻血时不要头部后仰，因为血液会倒流入咽喉部使患者感到恶心，可能引起呕吐。应将身体呈坐姿头微向前倾，局部施压捏紧鼻翼，也可用冰袋敷于头部加速止血。若为一氧化碳中毒应注意通风。

16. 小儿基本心肺复苏术

应当立即对小儿心肺功能做出判断，评估儿童的反应。见小孩口鼻有发绀、翻白眼或意识不清时，先对小孩大叫，用力拍打背部看有无反应。心肺复苏

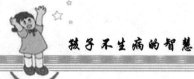

术的口诀是 ABC,A 是维持呼吸道通畅;B 是维持呼吸,若不能自行呼吸时,要立刻施行口对口人工呼吸;C 是维持血液循环,若没有脉搏时应立即施行心脏胸外挤压。

　　婴幼儿的胸外挤压位置应在胸骨中央的乳头连接处。施救者用 2～3 指指尖压迫,深度为胸腔深度的 1/3～1/2,每分钟压 80～100 次。胸外按摩与人工呼吸的比例为 5:1,即按压 5 次吹 1 下。实施 1 分钟后,需再做呼吸、心跳之评估。若仍未恢复呼吸、心跳,则继续执行上述动作,直到救援人员到来。

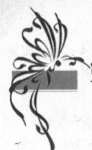

第二部分
认识宝宝的身体

第七章 看似"畸形"的正常宝宝

一、认识新生宝宝

1. 头部

新生儿平均头围为 35 厘米,与身体的其他部分相比头部显得明显过大,为身体的 1/4,而成年人的头为身体的 1/8,刚出生宝宝的外形是大脑袋,没有脖子,小短腿,大身子。

出生时,头部的颅骨在挤压下可以重叠,由于出生时平均要在产道内受到约 12 个小时的挤压,所以头部可能会变形,或者看上去尖尖的。剖宫产的宝宝由于不经过产道,他们的脑袋没有被挤压,要稍微好看一点,看起来是圆圆的。但孩子的大脑一般都不会受到损伤,出生后,头型很快恢复成圆形。有时,孩子头部的一侧或双侧有一个大的、硬的隆起,较长时间不会消去,称为头颅血肿,为生产时由于母亲子宫肌肉的强烈收缩导致产道挤压所致。有的是水肿,不会给孩子颅内带来影响,大多几天后便可消失。

2. 囟门

囟门就是宝宝头上软软的部分,头顶前部与枕部各 1 个,分别叫前囟和后囟。由于囟门的存在,宝宝出生在经过产道时,保证柔软的头骨可以重叠,以适应产道的压力。宝宝后囟门出生时就已闭合或出生 3 个月之内闭合,而前部的囟门则会在 9~18 个月期间闭合。

宝宝的囟门大小不一,差异很大,你不必为囟门的大小操心。孩子囟门的皮肤比较硬,不要随意用力压这个部位。但是,如果你发现了囟门部皮肤绷紧、突出或是凹下,这时宝宝很可能是出了问题,应当请求医生的帮助。

3. 眼睛

大多数新生儿的眼睛由于正常生产时的挤压,看起来有些肿大,一般几天内即可消失。宝宝刚出生时眼睛有些不对称,这点不用担心,孩子还没有学会将双眼协调起来,不能同时把视线聚焦在同一个物体上。一两个月后,随着孩子学习聚焦,这种斜视会渐渐消失。

出生不久的婴儿眼睛的分泌物比较多可能是患有感染,应该找医生治疗,而不是自己处理。不要随便给孩子使用眼药水或眼药膏。

4. 脐部

胎儿出生后,医生会切断他的脐带,10 天内脐带的残余部分会干枯、脱落。在这段时间内,要保持它的清洁和干爽。有的孩子可能会出现脐疝,即脐部向外膨出,一般无须治疗,半年至 1 年内会自行恢复。

脐带脱落后脐部容易潮湿,可用 75% 酒精清洗。给宝宝洗澡时在脐带的残端自行脱落之前只能用海绵或毛巾给他擦洗身体。若有肉芽形成,可用 5% ～ 10% 硝酸银溶液烧灼,促其愈合。如果看到残端摇摇欲坠时,千万不要用手去拽,否则有可能出血,不久它会自动脱落的。当脐部产生异味,尤其是当脐部周围出现红肿,有脓性分泌物,体温升高时,可能是由于感染导致脐炎,应及时去医院就诊。

5. 乳房和生殖器

男婴和女婴出生时的乳房都较大,有时可能会有少量的乳汁产生,这是由于母体中激素作用于胎儿所致,不要给孩子挤乳头,肿胀会在几天内自然消失。

男婴和女婴在出生时的生殖器与身体的其他部位相比也都比较大。睾丸或阴部发红,这是正常的,是母亲的激素通过胎盘影响胎儿血液所致。

男宝宝的小鸡鸡会显得有点肿,因为他出生前从妈妈体内吸收了过量的母体雌性激素,这些激素也会导致女婴出现类似变化。部分女婴于生后第 5～7

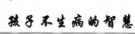

天,阴道有少量血样分泌物流出,无全身症状,持续1～2天可自止。这也是妊娠后期母体雌性激素进入胎儿体内所致,一般不必处理。

6. 婴儿的青蛙腹

健康的宝宝多半会有一个圆乎乎、摸起来颇为柔软的小肚皮,有时会引起家长的特别注意。

小婴儿的肚子四周是以薄薄的肉质组织撑起来的,由于宝宝的肚皮薄,肌肉层不发达,张力也较差,再加上消化能力尚不成熟,摄食乳类为主的食物之后,往往产生多量的气体,在呼吸、哺乳及哭闹时又常会吞进不少空气,而且婴儿相当依赖腹式呼吸,更增加了肚子里的压力,因此有人形象地比喻为"蛙腹"。

这些蛙腹的孩子大多能吃能喝、表情安详、排便正常、肚子摸不到异常肿块,生长发育正常,也没有不正常的哭闹现象,因此家长可以放心,这种蛙腹是正常的,随年龄长大,腹部肌肉的生长和饮食结构的变化,"蛙腹"会自然消失。

7. 粟粒疹

部分的宝宝出生时会有粟粒疹,那是长在他们脸上的看上去像小粉刺一样的白色或黄色小点点,属于正常现象,所以千万不要挤它。这是汗腺与皮脂腺暂时阻塞所致,几乎都会在3～4周内自行消失,不需要特别治疗。有的宝宝在一两岁时也会出现少量粟粒疹,一般不会持续很长时间,不必处理。

8. 新生儿黄疸

如果你的宝宝皮肤在出生后头几天泛黄,他可能是有轻微的黄疸,在婴儿很常见,称为生理性黄疸。这种黄疸不是疾病,其原因是胎儿血液中含有大量的红细胞,出生后受到破坏并释放出内部的色素——胆红素,使血液内的色素增加,造成皮肤与眼巩膜黄染。正常喂养婴儿的生理性黄疸,1～2周就会消失,早产儿持续的时间长一点。

当新生儿从医院带回家之后要注意皮肤是否又再黄起来,检查的方法可以将婴儿放在窗口或日光灯下,轻压婴儿的鼻端就可以清楚看出有无黄疸。如果发现有黄疸出现,或黄疸程度加深时,往往是病理状态,应在医生指导下及早得到正确诊治。

9. 母乳性黄疸

有部分喂食母乳的婴儿所发生的黄疸显得较深而且持续时间较久,这些新生儿体重增加正常,肝功能正常且无溶血现象;在排除几种常见的病理性黄疸后往往考虑为母乳性黄疸,一般预后比较好。此时,如果黄疸比较明显,可试着暂停母乳喂食,辅以婴儿奶粉,如此在 48 小时之内黄疸必然明显消退,以后再重新喂食母乳,胆红素可稍微回升,但已不再像以前那样高,喂食母乳所产生的黄疸在 1～2 个月就会完全消退。

10. "乳痂"

"乳痂"即在婴儿期头皮上出现厚厚的块状黄色头屑,有时这种"乳痂"长得密集,像一顶灰黄相间的帽子,这种现象是皮脂分泌过多的结果,对孩子没有什么危险。当然也不要像民间所认为的那样一直保留着让其自然脱落。"乳痂"一般用清水洗不掉,可以在晚间于头皮上轻柔地涂上少许婴儿护理油或其他植物油,这样可以软化淤积的皮脂,使其变软、松动,而且容易洗掉,第二天早晨再洗掉,不要试图用手指将其抠下来。

11. 胎发

按经验来说,宝宝刚出生时的头发与他长大后的头发并没有很大联系。有的小孩出生时长着一头乌黑而粗壮的头发,父母当然很高兴,而有的小孩出生时看上去稀稀拉拉几根绒毛,父母也不必担心。

胎儿在妈妈体内就已经长出头发,不过这些都只是暂时性的头发,大约在出生后 1 个月起便会慢慢脱落,即使宝宝出生时长满头发,在出生头几周或几个月内也可能开始部分或全部脱落。有的婴儿在出生之前,他的头发就已经逐渐脱掉了,在羊膜水中常常可以找到。出生后大部分都是一边脱发,一边长出正式的头发,所以脱发的过程未必很明显。孩子在几个月之后,头发会慢慢长多,如果宝宝出现枕秃,这可能与物理摩擦有关,并非缺钙特有体征。宝宝 1 岁之后,随着生长速度的逐渐放缓,漂亮的头发会慢慢茂盛起来。

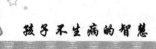

12. 粪便

胎粪呈黑绿色,像汽油一样黏糊糊的大便。由于新生儿的胎粪由羊水、黏液、皮屑和其他子宫里吸收的东西构成,没有什么气味。在新生儿出生 2~4 天后,大便颜色会变浅,有点儿绿色,也不那么黏稠了。这叫做"过渡性大便",这种大便表明宝宝开始消化最早吃到的母乳或配方奶,他的肠道功能运转正常。

婴儿粪便的质地和外观因人而异,一般区别很大,这与婴儿是否母乳喂养或是食用什么配方奶有关。配方奶喂养宝宝的健康大便比母乳喂养宝宝大便的气味大些,但比吃辅食的宝宝的大便气味小,有时从大便的气味可分辨孩子的消化状况。

二、新生宝宝的细心照顾

1. 吃饱、穿暖

宝宝自出生后会受到父母无微不至的关怀,让宝宝吃饱和穿暖无疑是两个最主要关注点。伴随着吃饱、穿暖这个中心问题的解决,家长还必须了解孩子在每个阶段的生理需要。日常护理应当认真细致地观察宝宝的变化,每天要及时了解婴儿吃奶、大小便及睡眠情况,注意体温、呼吸、体重等的变化。同时还要注意宝宝面容、面色、手足颜色和温度,皮肤有无化脓灶或出血点,有无呕吐,囟门及肌张力有无异常等,都应密切观察。

2. 环境适宜

在医院,新生儿病室内应阳光充足、空气流通、清洁整齐,工作人员进入新生儿室必须戴口罩、帽子。护理或检查病儿应穿隔离衣、洗手,如患传染病应暂时隔离,待康复后再返回科室。宝宝回家后应尽可能参照上述要求去做,居室清洁舒适,减少外来人员的探视,父母或其他护理人员衣着干净,喂奶、更换尿布前后一定要把手洗干净。

新生儿室的室温以 20℃～22℃ 为宜,适当的湿度为 55%℃～65%。早产儿室温应保持 24℃～26℃,相对湿度为 60%～70%。新生儿出生后就应注意保暖,应用温暖的消毒巾擦干身上的羊水,并放入温暖包裹里。对体温过低者宜用热水袋保暖,有条件时可置于暖箱中。

3. 新生儿衣物挑选有讲究

最好选用纯棉制成的软棉布或薄绒布,衣服颜色宜浅淡,婴儿用的衣物,衣缝要少,并且要将缝口朝外翻,以免损伤孩子肌肤。

尽量避免选用有领子的衣服,因为婴儿的脖子较短,衣领会磨破婴儿下巴及颈部的皮肤,还会引起孩子颈部瘙痒。新生儿衣物袖口、领口都不能过紧,要简单、方便、易于穿脱。新生儿内衣的开口一定要在前面,且不要用纽扣。在周围环境寒冷的情况下,最好也为宝宝购置一双合适的鞋袜,鞋、袜子也要选择宽松的棉制品。尽量不穿连脚裤,因为这种衣裤不透气,不利于散热。

4. 新生宝宝需不需要枕头

刚出生的婴儿,头几乎和肩部同等宽,脊柱从侧面看几乎是直的,或仅稍向后突出,生理性弯曲还没有形成,这时是不用枕头的。如果在新生宝宝初期就为其枕上又硬又高的枕头,会使新生儿脊椎的发育受到影响。

婴儿出生后经过 2～3 个月的成长并开始抬头,这时出现颈椎前凸,形成脊椎的第一个弯曲。为了让宝宝更好地成长以及防止他吐奶,父母应该为宝宝枕上"枕头"。这个枕头通常不用特别准备,只要将枕巾或者棉织物简单地折一个方块,高 1～2 厘米就行了。

5. 新生儿皮脂的保护作用

宝宝出生时肤色都较浅,通常是粉红色,这是因为皮肤薄,红色的血管清晰可见。宝宝真正的肤色会在第一年里逐渐显现出来。新生宝宝身上可能还有一层胎脂,这是一种白色的奶酪状物质,是一种对抗轻微感染的天然屏障,皮脂可以在几天内被皮肤吸收。如果皮脂过多地堆积在皮肤褶皱内,应当加以清理,以防对皮肤产生刺激。宝宝出生的孕周越往后,他身上的胎毛和胎脂就越

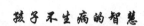

少,但通常出生后几天内会有脱皮的现象,主要分布于手掌与足底,大多情况下,干性的脱皮几天内会消失。

6. 给新生儿洗澡应注意什么

新生儿的洗澡盆最好专用。室温最好在 24℃,水温为 37℃～38℃,或用成年人肘弯试水,感到不冷不热即可。给小儿洗澡,以脐部为界,分两部分清洗。先让小儿仰卧,妈妈用左手托住小儿枕部,拇指及中指将小儿双耳向前按住,贴于耳前脸上,以防洗脸水灌入耳内。小儿臀腰部夹在成人腋下,背部躺在成人左前臂上,固定后,右手用小毛巾浸温开水,先清洗双眼分泌物,自内眼角向外眼角擦洗,然后依次为耳后、颈、胸、背、双腋窝、双上肢及双手。新生儿的手掌抓得很紧,应掰开洗净。擦洗腹部时,不要弄湿脐带。此后,将小儿倒过来,使小儿的头顶贴在妈妈的左胸前,用左手抓住小儿的左大腿,右手用浸水的小毛巾先清洗会阴、腹股沟及臀部,女婴一定要从前向后清洗,最后清洗下肢及双脚。一般不需用肥皂,洗完立即将小儿用大毛巾裹上,轻轻擦干,特别注意皮肤皱折处更要干燥。

7. 新生儿尿布皮炎的防治

尿布皮炎又叫红臀,婴儿臀部受尿液、粪便以及不清洁潮湿尿布刺激、摩擦后引起皮肤发红,重者可出现皮肤糜烂及表皮剥脱。预防应注意先用质地柔软、吸水性强的棉织品做尿布,保持臀部皮肤清洁干燥,做到及时更换湿尿布,每次大便后,须用温水清洗,然后涂上护臀软膏,切忌用塑料布包裹。

治疗应用小毛巾浸温水后于臀部进行清洗,然后轻轻吸干臀部水分,打开药膏盖,用棉签蘸上药膏,贴在皮肤上轻轻滚动,均匀涂药,最后换上清洁尿布。涂药膏时,不可用棉签上下涂刷,以免疼痛和脱皮,一旦发现尿布皮炎,禁用肥皂清洗臀部。

8. 头发的清洗护理

让宝宝仰卧在大人的一只手上,把宝宝的两腿夹在胳膊下,用手掌扶住其头部置于温水盆上,另一只手给他用水擦洗并轻轻按摩头皮,然后用清水冲洗干净,最后用干毛巾将头发轻轻吸干。一般不必揉搓他的头发,洗一次就行了。有时为防止头皮上皮脂淤积,每天可用少量婴儿洗发剂给新生儿洗头发,千万不要把洗发剂弄到婴儿的眼部。不用担心新生儿的囟门,囟门的上面是一层结实的皮肤组织,如果你轻轻地碰碰它无大碍。

9. 脐部护理

如果脐部护理不当,可能引起新生儿脐炎。轻者脐轮和脐周围皮肤红肿,并有一些脓性分泌物。轻者可在家中进行护理,每天用75％的医用酒精或碘附溶液涂擦脐周2～3次,直到残端脱落(一般两周脱落)。此外,要勤换尿布,保持脐部清洁干燥。重者脐部及周围皮肤明显红肿或有硬块,脓性分泌物较多,病菌就会趁机而入;严重时可引起全身感染,甚至导致败血症,此时要送宝宝到医院治疗。

10. 新生宝宝的神经反射

足月出生的宝宝四肢呈屈曲状态,用手牵拉可感觉有一定的张力,松开手后即又恢复原样。足月出生的新生宝宝已经具备了原始的神经反射,包括觅食反射,即用手指或乳头触摸新生儿的面颊,他会将头转向被触摸的那一侧,并张开嘴表现出吸吮动作。吸吮反射,将奶头或其他物体放入孩子口中或者手指触及上、下口唇,即引出吸吮动作。握持反射,将手指触及小儿手心时即被小儿紧握不放。当用强光照宝宝时,他会立即闭上眼睛,说明他对光亮有反应。当身后突然发出响声时,宝宝会立即睁眼或眨眼,这说明他的听觉正常。

三、不要担心这些骨骼"畸形"

1. 婴幼儿的骨骼特征

新生儿的四肢外观就像成人的雏形,但其骨质特性其实跟成人有很大的不同。小婴儿四肢的柔软性大,弹性比成人好,因此不容易脱位,虽然骨骼常因外

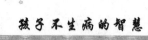

力而骨折或变形,但也有较好之修复能力。

幼儿骨骼的特征之一是外骨膜肥厚,它是骨干变宽变粗的物质基础,也是幼儿骨骼重塑潜力很好的缘故。在骨端与骨干连接处有一特殊的软骨称为生长板,在儿童成长过程中,骨化中心的范围会逐渐扩大,生长板的范围则逐渐萎缩,最后至完全消失。此时代表生长潜力完全消失,骨骼已经成熟定型。

2. 姿势性变形

胎儿出生之后,胎内姿势总会持续一阵子。所以诸如小腿弯曲,足部内翻或外翻,头颈部稍微倾斜,脊椎前屈等现象,每一个婴儿都不太相似,这些大部分都是正常的。随着时间的推移,这些现象都会慢慢改善而恢复正常。这些看起来"不正常"的现象,我们称之为"姿势性变形",即器官本身并无畸形发育,只不过是在胎内受到压迫罢了。当然,有一些"异常"是属于先天性畸形,即在组织结构上不正常,如肌肉紧缩或骨骼异常引起的斜颈,多指或并指畸形,真正的马蹄内翻足、先天性髋关节脱位等。

3. 大多肋缘外翻是生理性的

从儿童胸部的发育规律上看,出生时新生儿的胸廓几乎成圆筒状,其前后径与横径相差无几。随年龄渐长,横径增加比较迅速,肋骨的前端向下移动而成倾斜位;而肋缘是指胸廓下方肋骨游离部分即肋弓,正常生理上就处于外展状态。1岁以内的小婴儿这种肋缘外翻十分常见,往往是肋缘外展而已,属正常生理现象。

佝偻病所致肋缘外翻,常伴有肌肉和肌腱松弛、严重的可致肌张力低下,同时有肋骨软化,受膈肌长期牵引收缩,造成肋弓缘上部内陷,形成肋软骨凹沟,使肋骨外翻,这才是真正的肋外翻。此时往往同时伴有胸廓其他部分的畸形,如鸡胸等,此病理过程产生多见于半岁以后的婴幼儿。

4. 韧带松弛造成的双腿弯曲

有的孩子膝部往内或往外弯曲比一般孩子明显,其原因主要是因为韧带松弛造成的。这类宝宝躺着或站着时,膝部并不太弯曲,只有走路时才显出,检查其全身关节时,会发现其韧带相当松弛,这类宝宝经常有家族倾向,属于体质因素。这类宝宝身体柔软度高,一些向后弯腰等技巧动作比一般孩子容易完成。

有些宝宝韧带松弛,四肢关节的柔软度很高,所以O型腿、内八字及扁平足等现象特别明显,在这种情况下,家长总以为是患上佝偻病。其实这些孩子的身体钙质正常,随着年龄的增长,孩子的韧带、骨骼和肌肉会变得更加强壮,双下肢的弯曲自然而然得到了矫正。这些孩子不必刻意补充钙剂,也不应该套上笨重的矫正支架限制其活动。

5. 病理性"O"形腿、"X"形腿

如果下肢的弯曲过度或两侧弯曲不对称时,则需考虑此种弯曲是否由疾病所引起。X线检查是最迅速而有效的,不仅可以知道弯曲度,而且可以诊断是否为佝偻病或其他先天或后天性的骨骼发育异常;必要时配合验血、验尿,可以鉴别佝偻病是否为维生素D缺乏、抗维生素D性佝偻病或肾脏病所引起。对于佝偻病患儿药物治疗是不可或缺的,如果弯曲畸形明显,可以试用矫正鞋、矫正支架,这种治疗由于限制了孩子的运动,同时治疗效果并不理想,轻易不要使用。所有这些诊断与治疗都应当在医生指导下进行。

6. 小儿髋关节的发育

先天性髋关节发育不良是婴幼儿骨骼系统最常见的疾病之一,是婴幼儿发育过程中逐渐演变而成的疾病。一些病例在新生儿早期可表现正常,随着日龄、月龄或年龄的增长逐渐出现半脱位,此时若不及时治疗即发展为完全性脱位,致残率高,被称为"发育性髋关节发育不良"。孩子生下来,双下肢应该呈自然的体位,最好的体位是两侧下肢分开,像青蛙一样,有利于髋关节的完全同心圆的解剖,促进髋关节的发育。当母亲哺乳时,应使婴儿面对母亲,双髋外展、屈曲位。如果婴幼儿从一出生就被家长用毛毯捆绑双下肢,髋关节长期处于伸展位,不利于髋关节的稳定和发育。从该病的治疗来看,年龄越小治疗效果越好,在婴儿期可以用手法闭合复位或其他方式的康复治疗。

7. 斜颈

胎儿在子宫内的时候,随着胎儿一天天长大,子宫内的空间变得越来越狭小,胎儿为了协调身体,颈部就会逐渐扭曲起来。颈部扭曲的结果,就会造成颈部一侧肌肉逐渐被拉长,导致颈部两侧肌肉出现差异。当出生后,新生儿的头部就自然地偏向胸锁乳突肌较短的一侧。如果将其头部保持正中位或转向另一侧,较短的胸锁乳突肌就会被牵拉。

出生后,如果父母总是让孩子以同一种姿势躺着或抱着,时间长了也会造成幼儿喜欢将头部保持同一种姿势,造成体位性斜颈,这种斜颈与真正的斜颈,即颈部因肌肉或骨骼出现问题有所不同。

如果幼儿颈部较短的一侧没有摸到小包块,只要经常纠正幼儿的睡眠姿势,尽可能保持头部处于中位就可以了。如果幼儿颈部出现小包块,家长就要在医生的指导下,在家给孩子进行颈部按摩和伸张练习,1岁以后还不好时最好考虑手术,以免将来有脸部变形、斜视、颈部活动不良等后遗症。

8. 儿童时期的生长痛不是病

幼儿园至小学这一阶段的学龄前或学龄儿童时常出现的一种莫名的肢体疼痛,他们白天蹦跳嬉戏,一刻也不停顿,却经常于晚上出现疼痛,这种疼痛,或许很轻微,但也可能痛到让小朋友从睡梦中醒过来。孩子叙述疼痛的地方,通常是小腿,也许是大腿,这种疼痛,通常是比较深部的地方,而且是肌肉软组织的痛,并非骨头痛。这种情况主要出现在儿童的两个年龄阶段,较早的一段时期是3~5岁,较晚的年龄阶段是8~12岁之间。一旦小孩长大后,就不再发生了。对于这一类的疼痛,经详细问诊及检查,排除所有其他的可能性后,称之为生长痛。

9. 生长痛的辨别

生长痛的分辨大多是采用排除诊断的方法,首先就是感染,感染一般都有红、肿、热、痛现象,如果没有红肿热,一般不是感染。其次是扭挫伤,一般也应有红、肿、痛现象,疼痛比较明显,可以追问出外伤史。比较容易发现肢体皮肤挫伤或局部淤血,对怀疑有骨骼损伤时可行 X 线检查。偶尔神经痛可能是心理问题,在这种情况下医生需要认真了解孩子的心理状况,避免暗示。如果以上几点疼痛原因都被排除掉,没有确实的其他可能,那我们就会诊断为"生长痛"。

10. 脊椎的发育与脊椎弧度

以整个脊椎本身的发育和时间轴来看,刚出生的新生儿,脊椎的长度大约 24 厘米,相当于身长的 40%。在 0～1 岁之间,脊椎会从 24 厘米增加到 36 厘米,是一生当中脊椎生长速度最快的时期,之后会变得较为缓慢。

以脊椎弧度的发育来看,出生时的脊椎只有一种弧度,也就是胸椎的弧度,就像是英文字母"C",称为第一脊椎弧度。第二弧度包括颈椎和腰椎,是在出生后随着身体的姿势才慢慢发展出来的。颈椎的弧度是在婴幼儿 3 个月大时,头部渐渐往上抬时慢慢发展而成,直到 9 个月大站立时才算发展到一个段落。而腰椎的弧度,则是在 12 个月大时才慢慢形成,到了 18 个月大时身体习惯站立、走路的姿势后,脊椎的弧度才算定型。

四、一些不正常的地方会慢慢得到纠正

1. 胎记和血管瘤

有很多宝宝一出生的时候,皮肤上都会带有或紫红或青色的胎记。这是皮肤深层色素细胞堆积形成的色素斑,又叫做新生儿胎记。胎记多见于新生儿的臀部、背部及骶尾部,多为蓝绿色,大小不一。随着年龄的增长,到 2 岁左右,这些特殊的色素细胞减少,胎记也逐渐消失,皮肤上不留任何痕迹。

血管瘤通常发生在儿童早期,这种异常血液供给可能导致组织在几周、几个月的时间内扩大,并变成红蓝色。当病变仅仅累及毛细血管时,这种胎记就叫做"草莓样血管瘤"。当受累的血管较大时,血管瘤可以分为不同的类型,具有不同的外观。草莓样血管瘤在孩子 9 岁以前,一般会自动消失。

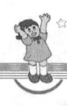

2. 脊椎、两腿与双脚

新生儿身体柔软,身体向前倾时,脊椎向后突出明显,有时因小婴儿动来动去,背部好像有侧弯现象,其实大部分是正常的。在脊柱的最下端屁股上面的皮外常见轻微凹陷,这完全无害。刚出生宝宝的小胳膊和腿可能看上去很短,这也是正常的。他在子宫狭窄的空间里蜷曲了那么长时间,当然需要一阵子才能适应外界的自由空间,他的胳膊和腿会在出生后的一两周内渐渐舒展。有些婴儿出生后双腿、双脚向内弯曲,这种情形不必担心,长大后就会慢慢伸直。

3. 大腿皮肤皱褶不对称

大腿皮肤皱褶不对称或外张受限这两种现象在患有先天性髋关节脱位的小孩子颇为明显,但在正常新生儿也可能有此现象,所以不必过度紧张。在患有髋关节发育不良的小婴儿,还可以有其他表现,如髋部有响声,下肢较短等现象。若有脱位时,以上现象会变得更加明显,开始学站时不稳,也容易跌倒,必要时,可到医院做一下髋关节 B 超检查以帮助诊断。

4. 姿势性内翻、外翻足

与小腿弯曲同样原理,足部在子宫内可能处于往内翻或往外翻的位置,如果压迫得厉害的话,刚出生时看起来相当吓人,需注意与病态性畸形足的区别,压迫引起者稍稍用力,就可以将足部扳正。一般这种“变形”在出生后几个月内就可以慢慢恢复正常,不会有什么后遗症。反之,真正的畸形足就可能需要石膏矫正,甚至手术治疗。

5. 小腿内弯及内旋

这是新生儿最常见的生理现象,直至开始学站或学走路时,此种情况仍会比较明显,这也是家长最常去看医生问到的问题。有些家长自作主张,晚上睡觉时,用布条将两腿绑在一起,希望能矫正它,其实无此必要,随着孩子年龄长大和行走锻炼,以上情形到 2 岁以后会逐渐改善。孩子开始学站时,两脚仍然外旋,即外八字也属于正常。

6. 扳机指或拇指内收

新生儿的手指在刚出生时都是紧握着,随后会慢慢松开,这时候有些家长会注意到孩子的拇指弯曲或内收很紧,不像正常孩子一样;多揉几下或轻微用力扳动时,手指也可能会直起。遇到这种情况要多给手指做运动,给宝宝轻轻按摩手指肌肉紧张的部位或使用矫正手架,少部分的患儿可以接受手术治疗。

五、认识小宝宝的生殖器

1. 男孩外阴的发育过程

男婴出生后,其阴茎龟头完全被包皮覆盖,包皮内衬面还会附着于龟头表面。直到3~4岁时,由于阴茎及龟头的生长,加上阴茎的不断勃起,男孩的包皮内衬面逐渐与龟头表面分离。已分离的区域可能会被局部脱落的细胞、腺体的分泌物占据,形成白色豆腐渣样物质,即包皮垢。如果包皮口还未与龟头分离,我们就可发现孩子的包皮下面存有类似圆形的肿物,由于"肿物"对局部没有异样刺激,所以孩子不会有什么不适的感觉,大多是家长无意中发现。随着包皮内衬面逐渐与龟头表面分离,可以延伸至包皮口部位。这时积存于包皮下面的如同豆腐渣样的物质可以排出,同时外界的细菌也会通过分离口进入到包皮与龟头之间的间隙,可能造成感染。但并不是每个男孩在发育过程中都要经历包皮内衬感染的过程。

2. 小儿包茎是怎么回事

随着小儿年龄长大,包皮内衬与龟头逐渐分离,包皮也就开始自行向上退缩,直到外翻包皮可显露龟头。但有一部分儿童包皮口非常细小,甚至到青春期包皮头都不能退缩,会妨碍龟头甚至整个阴茎发育,这种现象称为包茎。有包茎的儿童,由于尿液积留于包皮与龟头之间,排尿时就会出现阴茎头鼓起像水疱的现象。同时,由于包皮内衬和龟头间还会积存分泌物及脱落的表皮细

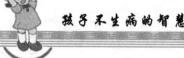

胞,形成过多的包皮垢,它经常刺激包皮内衬及龟头,可造成包皮炎及尿道口炎,严重者可引起包皮和龟头溃疡或形成结石。

3. 什么情况需做包皮环切手术

对于患有包茎的儿童,3~4岁时若无明显改变,尤其经常红肿发炎者,应当进行包皮环切手术,以免由于包皮反复感染、红肿,造成逆行感染,引起尿道或膀胱发炎。有些家长惧怕手术,希望能保守治疗,可以先试图将包皮反复上翻,以扩大包皮口。此过程手法应轻柔,且每次应适可而止,以免引起患儿疼痛。当阴茎头露出后再清洁包皮垢,然后一定将包皮复原,否则会造成嵌顿包茎,影响龟头的血液供应。如果发生包皮嵌顿现象,应该立即带孩子到医院接受包皮环切手术治疗。

4. 阴囊的保护作用

阴囊的"职责"是保护睾丸,如同一具"空调器",为睾丸营造一个"四季如春"的良好环境。当外界炎热时,阴囊皮肤变得壁薄如纸,加强散热。而当外界变冷时,阴囊皮肤立刻收缩呈橘皮状,起保温作用。目的是使睾丸在阴囊内始终保持在适宜温度的环境里长时间浸泡,以免影响精原细胞的发育。

5. 宝宝喜欢摸自己的生殖器

如果平日反复刺激包皮和阴茎,会引起孩子出现异样的感觉,增加孩子玩弄自己阴茎的不良习惯。虽然不是每个孩子都会这样,但摸自己的生殖器却是件很正常的事。这不会造成任何身体伤害,也不会使你的孩子变成一个性欲狂人。两三岁的孩子摸生殖器并没有什么性意味,因为他们还不知道性是什么。所以说,两三岁的小孩用手摸玩生殖器是因为这样感觉好或者像吸吮手指一样感觉安慰。化解宝宝用手摸玩生殖器习惯的最好办法就是转移宝宝的注意力。因为他们觉得无聊,而且还因为他们的手空着。找个玩具或其他手边的替代品递给他让他玩,任何让他的手不再摸裤子的事都行。

6. 女婴阴道的特点

女婴外阴阴道上皮组织娇嫩，防御功能弱，阴唇小而薄，对前庭的保护作用小。阴道与肛门的距离近，易受到大便的污染。阴道的正常 pH 值在 6.5～7.5 之间，属于弱酸性环境。宝宝尿布上如果有一些像分泌物样的黄色东西，往往是宝宝阴道出现炎症的表现。如果是炎症，那些偏黄色的东西很可能不是分泌物而是脓液。平时护理时一定要注意帮助宝宝保持生殖器的清洁，给宝宝换尿布时，可以用淋浴冲洗干净。如果这种症状持续 3 天以上，或者越来越严重，就要带宝宝到医院检查。

7. 女婴阴部的日常护理

女婴外生殖器离尿道和肛门很近，容易感染，所以清洗和护理要比男宝宝更细致。换尿布时、大便小便后都要仔细清洁，尤其要注意外阴部的清洗。保持外阴干燥，尿布应选择纯棉质地，为宝宝涂抹爽身粉时不要在宝宝生殖器附近涂抹，否则粉尘极容易从阴道口进入阴道深处，引发不适。为宝宝准备专用的卫生洁具，给宝宝擦拭阴部皮肤的毛巾使用前后最好用开水烫洗。如果使用婴儿护理湿巾，则要注意及时更换，切忌重复使用。

在清洗阴部的时候要遵循"从前往后"的顺序，从中间向两边清洗小阴唇部分，因为肛门附近的褶皱部分最容易积存粪便中的细菌。最后还要将大腿根缝隙中的水分仔细地擦干净。避免过度清洁，女婴日常的一些分泌物，它就像一道天然的屏障，可以起到保护作用，因此过度的清洗反而有害无益。

8. 儿科女婴外阴阴道炎

患有外阴阴道炎的女婴，外阴、阴蒂、尿道口及阴道口处黏膜充血、水肿，并有脓性分泌物。引发这种病症的原因多是女婴大便后，大便没有及时清理或是擦拭方法不正确，大便沾到外阴部的皮肤或阴道的黏膜上，其中的葡萄球菌或大肠埃希菌大量繁殖而引起的。患有外阴阴道炎的宝宝，由于外生殖器会出现红肿疼痛，会表现出好像外阴部很痒的样子，或者小便时哭闹等。随着炎症的恶化，女婴的外阴部还会流出黄色的脓液，发出异味。

如果宝宝外阴部只是有一点红肿,父母可通过日常护理帮助宝宝治疗。注意做到勤换尿布,尿布应选择纯棉质地,尽量不用一次性纸尿裤。每天为宝宝清洗外阴1～2次,并轻轻拭干阴唇及皮肤皱褶处,以保持外阴清洁和干燥。如果宝宝外阴出现了分泌物,或者感觉很痒,就需要在医生的指导下使用一些带有抗生素的软膏或洗液。

9. 新生女宝宝为什么会出现阴道出血

女宝宝出生后一周左右阴道有少许血性分泌物或黏液,好似成熟女性的月经,这是由于胎儿在体内受母体雌激素作用,出生后雌激素水平迅速下降,使子宫及阴道上皮组织脱落,医学上称为"假月经",属于正常生理现象。此外,有些女婴外阴还偶尔会出现好似"白带"的白色分泌物,其实这也是宝宝在胎中受母亲内分泌激素的影响,妈妈可以用浸透清水的棉签轻轻擦拭,只要及时为宝宝清理干净就可以了,不必紧张。

第八章 小儿五官发育与护理

一、视力发育

1. 认识宝宝眼睛的构造及其功能

角膜位于黑眼珠的最外层,透明无色,是让小宝宝得以清晰看见外界的重要构造。

巩膜即俗称的眼白,它是由致密的胶原纤维构成,坚韧且不透明,作用在于保护眼球内部并维持眼球形状。

虹膜内含有色素,依据其含量的多寡而决定眼珠的颜色。此外,虹膜中心有一圆形的开口,称之为瞳孔,用其来调节与控制外界光线的进入。

视网膜上布满了感光细胞与神经纤维,是小宝宝感觉外来光线的重要构造,与辨别颜色与形状有相当大的关系。

水晶体为一位于瞳孔后方、扁平椭圆的透明晶状体,可以伴随韧带的松弛与紧张改变其形状与厚薄,进一步调整光线集中于视网膜上的强度,称之为屈光。

玻璃体的主要作用是维持眼球的形状,并且缓冲人体眼球内部的压力。

2. 宝宝的第一次眼睛检查

人类视力发育并非一生下来就能拥有如同大人那样 5.0 的视力,而必须有清晰的影像落在视网膜上,视力才能一天一天地发育。立体感和视力一样,在幼儿时期发育接近完成,至 5 岁左右视力仍继续缓慢地发育,至 10 岁以后视力发育达到成熟阶段,若无其他病变将使其一生维持在正常视力。3 岁以前是视力发育的重要阶段,早期发现幼儿的斜弱视可以矫正。所以3岁前,带宝宝前往医院进行第一次视力检查、立体感检查及斜视检查是非常必要的。

3. 给孩子一个明亮的世界

父母亲应随时注意孩子一些不正常的行为,如用手指或物品在宝宝眼前逗弄时,宝宝无法注视;或幼童看书写字的距离太近,看黑板常眯眼、歪头;或眼位不正常,如斗鸡眼;有复视现象,走路经常跌倒;用眼时经常揉眼睛皱眉头或容易浮躁不安等。若有上述情形,宜及早去看医生,及时检查孩子的眼睛是不是出现了问题。

应让孩子从小就养成良好的生活习惯,包括有规律的作息,充足的睡眠,注意营养的均衡并摄取足够的维生素,而多做户外活动,眺望远处,可放松眼肌。同时不要让幼儿用眼过度,保持生活愉快,预防近视。

4. 视力异常

孩子的视力异常有近视、弱视、斜视等。因为孩子太小,无法用常规方法检测视力,所以需要家人在平时的日常生活中注意观察孩子的表现,如是否经常摔跤,看东西时是否喜欢歪头、靠近等,及时发现视力异常。也可以用孩子熟悉的图画书等放在眼前,分别挡住孩子的一只眼睛,让他叙述其中细节,从而初步判断两眼视力是否相当。

如果经医生检查发现孩子的视力确实存在问题,应及时进行治疗,以防止视力异常引起的视觉障碍。特别是应限制孩子的看电视时间和距离,在小宝宝的周围悬挂或张贴发声玩具、彩图时,应避免长期固定在一个地方。同时要特别注意避免眼部外伤。

5. 儿童斜视的早期发现

正常人的两眼视物应是正而平行的,即物体的影像分别落在两眼视网膜的黄斑中心凹上,再经过大脑的融合,才能合而为一。斜视的宝宝因为眼位不正,物体影像则落在中心凹以外的位置,如此视物就会出现复视情形;或是一眼影像受到抑制,丧失两眼的单一视功能与立体感而造成弱视。因此,斜视不仅是美观上的问题,更重要的是若不及时治疗,常会造成无法弥补的视觉功能异常与弱视。斜视在 2 岁以前矫正,能得到较好的视觉功能,学龄前再开始矫正可能太迟了,尤其是比较严重的先天性内斜视。

有些幼儿由于鼻梁比较扁平或是眼内眦较宽,而导致类似内斜视的外观,但事实上其眼位是正常的,因此不会造成视力或视觉功能的异常,此即为假性斜视。通常在长大后,会因脸形的改变而改善。

6. 小儿弱视是怎么回事

弱视是指幼儿时期,眼睛并无器官构造上的病变,经由配镜矫正仍无法达到 4.5 以上的视力,称之弱视。造成弱视的原因包括斜视,斜视的儿童为了避免斜视引的复视现象而抑制斜视眼,进而导致弱视。原因还有高度屈光不正,如高度近视、远视与散光,因光线进入眼球后无法在视网膜上清晰地聚焦成像,造成不足够的视觉刺激因而造成弱视。此外,两眼不等视,双眼度数相差大,只用好眼看,另一眼则形成弱视眼。弱视通常没有明显的症状,除非有一眼歪斜或眯眼视物时,才会被特别留意,否则只有在例行视力检查时才会被发现。

7. 弱视的及早训练原则

由于弱视常没有明显的症状,因此幼儿在 3～4 岁时,最好找眼科医师做一次完整的眼睛与视力检查;即使幼儿未足 3 岁,只要有任何眼睛的症状或怀疑视力不良,亦应及早就医以达到早期发现、早期治疗的目的。

弱视治疗的原则,最重要就是必须在视力发育完成以前,强迫弱视的眼睛从事细密的训练与使用,以激发弱视眼视力的发育。如有屈光不正常的情形,应正确地量出度数并配戴眼镜来做训练;若有先天性白内障则需先手术后再加上密集的训练;斜视的病儿,依其斜视的情况须戴眼镜或手术矫正,但在术前就应进行弱视的训练,而且术后亦应积极地矫治弱视。

8. 保护好宝宝的视力

别让宝宝的眼睛受伤,家里那些比较尖利的东西最好放到宝宝够不到的地方。阳光强烈的时候注意保护宝宝的眼睛,尽量避免让宝宝接触强烈的阳光。

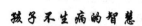

看电视要有限制,电视画面跳跃闪动,切换速度非常快,会让宝宝的眼睛处于紧张状态,所以每天看电视时间不应超过 20 分钟,还要跟电视保持 3 米以上的距离。3 个月内的宝宝最好不要让他看日光灯,可以在床头准备一个小台灯,把灯光向反方向打。喂奶姿势不要长时间固定在一个方向,以免一只眼睛视网膜被压制而受损。

9. 多吃精米精面易造成眼球过长

近视眼是因为眼球过长引起的,这使影像不能聚焦在眼睛的视网膜上,而是落在视网膜的前面,造成人们看到的影像模糊不清。在过去研究中人们已发现肥胖或成人期才出现糖尿病的人,患近视的可能性比较大,其原因与胰岛素分泌的增多有关,因为肥胖儿童或是糖尿病病人体内的胰岛素含量往往比正常人高许多。

精加工的谷类食品的成分几乎全是淀粉,而其他营养成分含量比例非常少,这些精加工和容易迅速消化吸收的淀粉可促使胰腺分泌较多的胰岛素。这些胰岛素反过来会引起一种重要的生长因子迅速减少,研究人员认为,在发育期出现的这种生长因子紊乱现象会造成儿童眼球长得太长,晶状体的发育不协调,从而导致儿童近视眼的发病率急剧上升。

二、儿童口腔、牙齿的发育

1. 宝宝长出的第一颗乳牙

大多数宝宝在出生 6～8 个月时开始长出第一颗乳牙,在口腔前端的下方露出,开始萌芽时,宝宝有时会表现出不适,这些不适使宝宝烦躁或是哭闹,齿龈可能有些红肿,他可能要咬东西。紧接着上面的两颗乳牙开始萌出,其余的牙齿将会慢慢陆续长出,如果你发现在宝宝牙齿上有小白点,很可能是宝宝龋齿的迹象。到 1 岁时,可以带宝宝去医院检查一下他的牙齿,并请教牙科医生有关保护宝宝牙齿的问题。只有健康的乳牙才能保证将来有一口健康的恒牙。

乳牙萌出顺序见表 8-1。

表 8-1 婴幼儿乳牙萌出顺序

牙齿名称	数 目	出牙	月龄
下中乳门齿	2	6～10	2
上中乳门齿	2	8～10	4
上侧乳门齿	2	10～13	6
下侧乳门齿	2	10～14	8
第一乳磨齿	4	13～17	12
尖齿	4	18～24	16
第二乳磨齿	4	20～28	20

2. 保护宝宝牙齿从怀孕开始

很多妈妈都知道从宝宝 2～3 岁起就要教他们刷牙来预防龋齿,其实给孩子一副坚固、美丽的牙齿要从怀孕开始。当母亲怀孕的第一个月也就是 4～5 周时,胎儿牙齿的"胚芽"就开始发育了,第 3～6 个月时牙齿已基本成形。尽管当宝宝出生时,你看不到他的牙齿,其实它们都潜藏在牙龈中等待萌发。所以怀孕后及时补充丰富的钙、磷及其他矿物质就是给胎儿坚固的乳牙提供必要的物质基础。如果钙补充不足,乳牙钙化不好,宝宝的牙齿就容易发生龋齿。所以在你尚未看到宝宝的牙齿长出之前,它就需要你的精心护理。

3. 帮助宝宝保护小乳牙

即使你的宝宝只有 2 个月大,也应当注意保持宝宝齿龈的健康和清洁。每天可以用柔软、清洁的湿布清洁宝宝的齿龈。最重要的是不能用奶瓶支撑在宝宝嘴里,用奶瓶伴随宝宝入睡。

宝宝出生后应坚持母乳喂养,因为母乳中含有大量宝宝最易吸收的钙质。宝宝 6 个月左右开始长牙,这时期宝宝的牙床非常娇嫩,不可用牙刷等硬物摩擦齿龈以免擦破。妈妈可以选用特制的儿童指刷或清洁的湿纱布为宝宝轻轻擦拭牙齿表面及牙床。宝宝 3 岁后有一定自理能力了,乳牙也长齐了,父母要亲自教会宝宝使用牙刷及用牙膏刷牙,并且严加督促,一定不要忘了宝宝进食

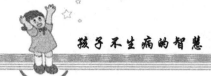

后仅仅漱口是不行的,睡觉前一定要刷牙,刷牙后不能再吃东西。

4. 什么叫"奶瓶龋齿"

因为含着奶瓶睡觉,奶汁会滞留在牙齿与牙龈交界处,而奶汁内的蔗糖成分经细菌代谢作用后变成酸性物质而产生龋齿。

"奶瓶龋齿"也叫奶瓶性蛀牙,严重的奶瓶性蛀牙,会造成饮食不便,影响发音,甚至将来恒牙的排列也会受到影响。在临床上经常可以看到,因为长期使用奶瓶引起宝宝的牙齿环状剥落,咀嚼到硬的食物牙齿可能会断裂并造成牙髓神经露出而产生疼痛。

5. 为什么孩子牙齿长得不齐

牙齿整齐与否,关键在于生长牙齿的上下颌骨的骨量与所有牙齿整体的牙量是否协调。由于食物不断精细,上下颌骨的发育也相对不如我们的祖辈粗大,这样就产生了在相对小了的骨量上生长着与原先差不多的牙量,导致拥挤。另外有的孩子不良的口腔习惯,如吮指、咬衣角、口呼吸等,以及换牙时恒牙萌出障碍等均可造成牙齿排列不齐。

在宝宝的生长发育期,适当增加一些粗纤维食物,对促进下颌骨的发育和预防龋齿大有益处。一般来说,当孩子出现反颌畸形时(俗称地包天)越早矫治越好,甚至有的孩子在乳牙反颌时就可以开始矫正。如果孩子仅是排列不齐的话,可以等到11～12岁恒牙出齐后开始矫正。

6. 磨牙食品的选择与制作

当牙齿从牙龈冒出来的时候,有的宝宝会烦躁不安,唾液增多,流涎及睡眠不安。这时父母可以自行制作一些简单的磨牙食品,以减轻宝宝的不适感和帮助牙齿的萌出。简便宜做的磨牙食品可以用未削皮的苹果或其他水果切成小块,或用冰冻过的胡萝卜、黄瓜条或纤维较细的芹菜条,也可将新鲜的凤梨切成四瓣,冰冻过的硬面包等给孩子用牙齿去咬。但须注意不能切得太大,以防不小心被噎住。另外,在宝宝出牙时给他做脸部按摩,以放松脸部肌肉,也可起到较好的效果。

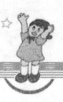

7. 六龄牙——儿童的第一颗恒磨牙

在儿童 6 岁左右,会在第三乳磨牙的后方长出所谓的"六龄牙"。这是发育、萌出最早的一颗恒牙,可千万要重视对它的爱护,它就像一根顶梁柱,对维护面部形态的美观起着重要作用,没有了它,不仅影响咀嚼功能,还可造成前后牙齿错位,牙列畸形。由于它的位置靠后,容易被人忽略而造成龋齿。当孩子 6 岁时一定要注意关心他的第一颗恒磨牙。

8. 不可忽视"硬食物"的保健作用

不要因担心孩子咀嚼不足会影响消化功能,而经常提供松软、精致的食物。应该引导孩子正确使用咀嚼肌,吃点比较硬的食物,除了可以帮助牙齿正常发育外还能使牙齿自洁,减少蛀牙和牙周病的发生。吃硬食物还可以健脑,因为咀嚼活动面部肌肉,进而增加大脑血流量,使脑细胞获得更充分的氧气和养分。经常咀嚼也可增强咬肌活动,有助于视力发育,预防近视、弱视等眼疾。一般的硬食物可选择水果、胡萝卜、豆类、玉米等。

9. 乳牙为恒牙萌出打好基础

目前孩子们恒牙排列普遍不整齐且龋齿发病率较高,与乳牙龋齿患病率居高不下有关。乳牙对恒牙的萌出和正常恒牙的形成起先导作用。乳牙的存在为恒牙预留了间隙,如乳牙因龋齿发生缺损或脱落,首先可使其两侧邻牙产生移位,间隙缩小,当恒牙萌出时就没有足够的位置,前牙区的牙齿排列不齐可造成所谓的"虎牙",而后牙区的牙齿排列拥挤不齐,则直接影响正常的咀嚼功能。其次乳牙龋齿容易导致恒牙龋齿,通常乳牙有龋齿的儿童比乳牙没有龋齿的儿童恒牙患病率高 2~3 倍。

10. 牙齿窝沟封闭———有效的防龋方法

在上下牙齿的咬颌面上有一些自然形成的非常细小的沟窝和裂隙。这也是食物残屑不容易清除的地方,却为牙菌斑提供了最好的孳生地,因此很容易发生龋齿。

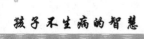

用一种特殊的涂料由口腔医师把它涂在牙齿的窝沟和裂隙上,使这一部位不再残存食物和牙菌斑,这就是窝沟封闭法。它的防龋作用可以达到 90% 以上。不过咀嚼时封闭剂也会磨损,所以需要定期检查,必要时重新涂抹封闭剂。

11. 宝宝口水的功能不可小视

口水内含有多种消化酶,如乳糖转化酶等,能分解、消化淀粉类食物。人体口腔内在表面光滑的黏膜下藏有耳下腺、舌下腺及颌下腺 3 对是分泌口水的腺体,统称唾液腺,其分泌出来的唾液经由腺体管道送到口腔中。唾液的分泌量会随着年龄增长会自然变多,有助提高宝宝的进食欲望。当食物吃进口中,唾液扮演着润滑食物吞入的推手,对于正处于学习吞咽的宝宝来说,唾液分泌,有利于宝宝润滑咽喉,以便于吞咽。因为唾液的存在,口腔内的黏膜组织,得以在潮湿、滋润的状态中得到保护。唾液能让口腔长时间处在湿润、流动的状态,残留在齿缝或口腔内的食物残渣,易随口水流动而带走,能有效维持口腔与牙齿整洁,能有效预防蛀牙。

12. 宝宝流口水的原因

刚出生的新生儿分泌的口水量不多,等到宝宝 3～4 个月大后,随着生理需求发展与成长发育,1 天可分泌出 200 毫升左右的口水量。唾液虽然不断在分泌,不过,人体也不自主地一直在吞咽口水。所以,在正常的情况下,大些儿童的口水并不会溢到口腔外面。宝宝到了 6～8 个月大时,因为将萌出的乳牙,会对牙龈与口腔内神经产生刺激,导致齿龈肿胀,唾液腺也会因此变得敏感,唾液大量分泌,而此时因为他们吞咽的能力尚未发育成熟,往往来不及完全吞下分泌出来的唾液,因而使口水容易往外溢流。随着宝宝吞咽的协调能力发育成熟,这些小婴儿多半在一岁半至两岁之后就不大会再流口水了。

13. 宝宝口臭的两大因素

由于食物残渣、坏死组织和脓液受到细菌作用后,产生吲哚、硫氢基及胺类,可散发出腐败性口臭;口与鼻腔因素包括口腔内有积奶或积存的食物残渣未能及时洗净,牙齿有大龋洞,内有腐败污物,牙龈发炎等会导致宝宝口臭;鼻炎、鼻窦炎,宝宝玩耍时把异物塞入鼻腔引起鼻炎、鼻出血而致口臭也是常见原因。

消化道与呼吸道因素,如胃肠功能障碍所引起的一种消化不良,常在嗳气时闻到这种酸臭味;宝宝过多地进食甜食、高蛋白、高脂肪食品也可以引起口臭;气管炎、肺炎、肺脓肿、支气管扩张,呼出气体可能带腐烂臭味。

三、耳、听力发育

1. 认识宝宝听力发展过程

0~3个月:宝宝已经对声音有初步的辨识能力,较大的声音会使宝宝全身抖动、两手握拳、眨眼甚至因惊吓而哭闹。

4~6个月:宝宝对声音有反应,可辨别出妈妈的声音。能够在妈妈对自己说话时,用眼睛注视着妈妈,或在听到妈妈的声音时停止活动,将头转向声源。

6个月~1岁:宝宝对声音有理解能力,可以判断声源的方向,分辨出各种不同的声音,这个阶段叫宝宝的名字多半会有反应。另外宝宝饿的时候,妈妈摇动奶瓶的声音,也会令宝宝很兴奋。

1岁~1岁半:宝宝可以按听到的声音做出反应,当被问到"鼻子"、"眼睛"、"嘴"在哪儿时,可用小手指出来,这个阶段的听觉发育有利于宝宝顺利地进入语言学习期。

1岁半及以后:宝宝声音定向力逐渐发育成熟,睡眠时也会被大的声音惊醒,逐渐能听懂简单的成人语言及儿歌和音乐。听觉发育是一个随年龄增长的由量变到质变的过程。

2. 耳内异物

宝宝耳朵里最常见的异物是小玩具和昆虫。这些东西可能把耳垢紧紧地聚在一起,阻碍耳膜的振动,干扰听力。因为耳朵痛,宝宝经常拽拉自己的耳朵,或者觉得耳朵里痒痒,总用手指抠。耳内异物通常可以从宝宝的耳道口能看到里面有异物,耳道里发出难闻的气味,甚至从耳朵里流出白色或黄色的液

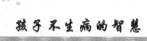

体,宝宝睡醒后,枕头上留有干的印渍。

如果昆虫飞进或者爬进孩子的耳朵里,那么用手电筒在耳朵外面往里照射就可以了。昆虫一定会朝着灯光这一边爬出来的;或者,往孩子的耳朵里滴儿滴婴儿护肤油,昆虫也很容易随着油滑出来。如果你孩子的脑袋怎么倾斜也不能使异物出来,那么就需要马上带孩子去医院治疗。

3. 噪声损害儿童听力

婴幼儿的健康成长,需要安静舒适的家庭环境,如果他们常年生活在嘈杂的噪声中,耳朵常受到强烈音响的冲击,就可能损害听力。噪声对内耳的破坏是累积的结果,内耳越早受到伤害,日后产生影响生活品质的听力障碍的几率就越大。现今使用电视机、音响系统的家庭越来越多,因此噪声对儿童听力损害的威胁也越来越大。随着高科技游戏的普及,儿童伴随成人和家庭有更多机会暴露在过度的噪声之下而不自觉。因此,为了保护孩子们的听力,家庭成员平时应该多注意消除家居噪声。

4. 避免耳毒性药物的使用

医学上所指的耳毒性药物主要是一些有耳毒性的抗生素,如庆大霉素、卡那霉素、妥布霉素、新霉素、链霉素等,大环内酯类抗生素,酰胺醇类抗生素如氯霉素,四环素类抗生素,其他如盐酸万古霉素等。另外,还包括耳毒性抗肿瘤制剂,如长春新碱、氮芥等;解热镇痛抗炎药,如乙酰水杨酸、吲哚美辛。对于这些药物,临床上一定要慎重应用,尤其是孕妇及有耳毒性药物中毒家族史的儿童应当禁止使用,一旦使用后出现症状要立即就医。

四、皮肤及其护理

1. 婴幼儿的皮肤

婴儿的皮肤厚度仅为成人的1/3,表皮是单层细胞,毛细血管丰富,皮肤结构尚未发育完全而缺乏很多成人皮肤的功能；至少需 3 年的时间才可发育得和大人一样,因此保护好这层保护膜很重要。不可用碱性洗护品清洗,以免破坏保护膜,比如含酒精和刺激性成分的洗护品。此外,宝宝皮肤色素层薄,黑色素生成很少,很容易被阳光中的紫外线灼伤。因此,婴儿时期要避免过度暴露在阳光下,尤其是强烈的阳光下。新生儿头、颈、腋窝、会阴及其他皮肤皱褶处应勤洗,保持清洁、干燥以免糜烂。每次换尿布后,特别在大便后应用温水洗臀部,并用软毛巾蘸干,以防尿布疹的出现。

大多数妈妈并不知道,0～3 岁宝宝的肌肤看似幼嫩光滑、完美无瑕,其实需要特别呵护。因为他们的皮肤屏障功能尚未发育完善,皮肤表层的水分极易流失,加上皮肤角质层薄,抵御外界各种刺激的能力弱,因此皮肤特别容易受到伤害。

2. 为婴儿的皮肤发育提供营养

食物中含有大量促进人体功能发展的营养物质。这些营养物质对于皮肤发育影响显著,如蛋白质、脂肪、维生素 A、维生素 C、维生素 D、维生素 B_{12}、叶酸与铁元素等。而富含这些营养物质的食物主要有牛奶类、肉类、鱼类、蛋类、豆制品、海产品、动物肝、绿色果蔬、蘑菇等。

为了防止宝宝皮肤上营养成分的流失,除了食物摄取营养的补充,还需要从外界给予皮肤一定的营养补充。由于婴儿的皮肤呈弱酸性,因此在选购婴儿护肤用品时,要注意选择含中性或微酸性营养物质的产品,这样更适宜于皮肤的吸收。

3. 冬天宝宝皮肤最需要呵护

冬天,宝宝的皮肤将面临更多来自环境的严峻挑战,由于屏障功能差,在低温、干燥的环境下,宝宝的皮肤不仅持续处于失水状态,更时常缺乏"养护"。因此,冬季除了补水,宝宝皮肤的滋养更是必不可少。在婴儿皮肤发育期间,尽管其自身吸收空气中游离水分子的能力很高,但由于皮肤功能不完善,所吸收的水分多停留在皮肤表层,极易流失。因此,给予皮肤发育充足的营养,促进皮肤屏障功能,抵御外界侵害与皮肤自我修复机制的完善才是呵护肌肤,维护其完美状态的关键。

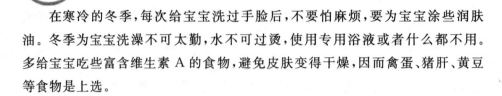

在寒冷的冬季,每次给宝宝洗过手脸后,不要怕麻烦,要为宝宝涂些润肤油。冬季为宝宝洗澡不可太勤,水不可过烫,使用专用浴液或者什么都不用。多给宝宝吃些富含维生素 A 的食物,避免皮肤变得干燥,因而禽蛋、猪肝、黄豆等食物是上选。

4. 婴儿休止期脱发

刚出生的婴儿掉头发往往是正常的,这些脱掉的头发大多是胎发,没有什么可担心的。出生后头 6 个月里婴儿掉头发的现象称为休止期脱发。休止期只要在 1~6 个月的时间范围内都是正常的。在休止期内,头发仍留在毛囊里,直到新发开始生长。正常情况下,头皮上总有有 5%~15% 的头发处于休止期,但是情绪紧张、发热以及激素水平改变都会造成大量头发突然停止生长。大约 3 个月后,当头发再次进入生长期时,就不会出现掉头发的现象。宝宝出生后,他身体内的激素水平立刻下降,就可能掉头发。

实际上,还有很多刚出生的婴儿看上去完全没有头发。不过仔细检查宝宝的头皮,你可能会发现灰白色、毛茸茸、极其纤细的毛发。这种情况有时会一直持续到宝宝 1 岁。

5. 婴儿掉头发怎么办

婴儿掉头发如果是由于自身代谢因素造成的,那就无需治疗,只能盼望宝宝早日长出新头发来。但如果婴儿掉头发是因为用同一个姿势躺着的时间太长,你可以试试让他晚上睡觉或白天小睡时换个姿势。比如一天在床头睡觉,一天在床尾睡觉。因为宝宝自然会把头转向侧面看床的外面,这样就不会因为长期磨损同一部位而出现婴儿掉头发的现象。

你还可以试试一天晚上让宝宝左侧卧,第二天仰卧,第三天右侧卧。另外,每天还应该让宝宝俯卧趴着一段时间。这样可以让他的小脑袋后部休息一下。

如果宝宝是真菌感染,医生就会开些抗真菌的药物。如果医生怀疑宝宝是斑秃,他可能会让你转到皮肤专科做进一步检查。和成人的头发相比,宝宝的头发要纤细和脆弱得多,要选择天然的护理方法并轻柔梳理。

第三部分
病症的识别及其应对

第九章 察颜观色宝宝健康

一、面色辨病

1. 健康的宝宝一眼就可以看出

健康的宝宝气色好,不论是黝黑或是洁白都能透出红晕,有光泽。宝宝的头发光亮,牙齿、指甲光洁整齐反映了宝宝的骨骼发育状况。健康的宝宝动作发育良好,抬头、翻身、坐立、爬行直到直立行走和跑跳都与发育的年龄相符。健康的宝宝身高、体重达标,居于平均水平。健康的宝宝容易抚养,乐意与他人相处,大小便和睡眠也很少出现问题。还有一个很重要的特点就是孩子不容易生病,比较皮实。总之,健康的宝宝应当是一个完整体,从外观上让人感觉得到与其他一般孩子有一定区别。

2. 孩子有病会写在脸上

宝宝的脸色若是苍白而嘴唇发红,这种樱桃红色与脸色形成明显对比,这就意味着孩子可能上火了,可能与近一段时间孩子吃得多,再加上穿戴较多有关,此时孩子患上呼吸道感染的机会就会大大增加。孩子过食生冷寒凉的食物,发生腹胀、腹痛、腹泻等症状可以表现为面色发青,特别是鼻梁两侧发青较为明显。面色青紫是缺氧所致,先天性心脏病患儿可能出现面色青紫。此外,孩子在患有疾病,病情较重时,面色会失去原有的红润而变暗和发青。若生后24小时内出现重度黄疸,有可能是母子血型不合。大多营养不良和经常生病的孩子脸色都缺少红晕和光泽,有时还会出现粗糙的糠疹,这些都是孩子不健康或生病的信号。

3."贫血貌"

一些宝宝在儿童保健机构查体时会发现孩子血红蛋白低于110克/升这一临界值,医生会告诉家长孩子患了贫血。血红蛋白这项检验简单,容易操作,一般卫生院都可以很好完成,这也是婴儿出生后最早要做的检查之一,但其指导意义不可低估。贫血的孩子很可能与缺锌、缺钙、缺硒和其他维生素的缺乏同时存在。道理很简单,就是宝宝不会单独缺少某一种营养素,贫血往往反映宝宝生长速度较快,母乳或辅食尚无法满足宝宝的营养需求这一现状。

"贫血貌"是指医生或有经验的家长在孩子未检验之前,通过肉眼就能发现孩子贫血的一种面容。这些孩子面色苍白,无血色,这与孩子天生皮肤白洁不一样。如果再仔细观察一下,就会发现,孩子的眼睑结膜、口唇的颜色也很淡,浅浅的微红色。这时可以看看孩子的手掌、甲床、口唇内侧的黏膜和耳郭的颜色,均比正常儿童要显得苍白。这些表象是贫血患儿特有的面容,如果随时注意观察,其意义有时比检验更加直接。

4. 看眼神

小儿病较重时,两眼无神或闭目不视、面部表情呆滞、呼吸不均匀,这些都是病态的表现。眼结膜发炎时,小儿眼泪汪汪,眼红畏光,眼屎增多。惊厥的小儿,两眼转动不灵巧、凝视,两眼向上翻。腹泻脱水的小儿眼眶内陷,哭泣无泪,唇舌干燥。受风冷引起的感冒多流清鼻涕,受风热所致的感冒,鼻涕呈黄色。"内火"重的小儿鼻孔干燥,鼻孔周围糜烂,甚至鼻出血。不论是风热还是风寒,宝宝这时的眼神不如以往有神和灵活。先天性脑积水的小儿头部膨大,头缝开解,两眼呈"落日"状。

5. 精神不好,仔细查找原因

孩子生病时可以出现各种不适,比如发热、咳嗽、大便干燥或稀便等,当孩子出现这些变化时,只要精气神好,能吃能玩,往往问题不大,可以进一步观察看看。当孩子精神不好时,家长一定要注意了,需要仔细查找病因。当孩子发热、咳嗽、大便干燥或稀便的同时,如果精神不好,不好好玩耍,不好好吃饭,哭

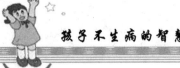

闹不止，一定是孩子哪儿出了问题，而且问题比较严重，应当及时就医。

6. 不好好玩耍，是孩子不舒服

健康的孩子往往精神头很足，如果哪天回到家里，听不到他大呼小叫了，一个人坐在那儿蔫蔫的，眼睛也睁不开的样子，这就提示你的宝宝生病了。有经验的家长都知道，孩子无论是发热，还是咳嗽，或是拉肚子，只要精神好，一般来说都无大碍。因此，宝宝好好玩耍是宝宝健康的表现，有的孩子一刻也不得空闲，四肢和全身忙个不停，这正是宝宝精力充沛、健康无病的象征。不好好玩耍，往往是孩子身体不舒服造成的。

二、问饮食，察二便

1. 拒食或食欲不佳

正常的宝宝吃奶时会大口吸吮乳汁，15～30分钟可吃饱，饱后有满足感，不哭闹。宝宝生病时可能会出现拒食或食欲不佳，吃奶后哭泣，精神萎靡等。宝宝不好好吃奶，吃几口就哭，安抚好后一会儿接着哭，这种情况就是病了。

上呼吸道感染以及其他系统的感染性疾病都会引起宝宝食欲下降。如果宝宝不肯吃奶，或者吃奶以后就不断哭泣，并且伴有流口水，妈妈就要注意观察宝宝的嘴巴里面是不是有破损或口腔感染。如果宝宝不肯吃奶，大声地哭闹、张着嘴巴呼吸，很可能是因为鼻腔里被鼻分泌物或结痂堵住，鼻塞导致宝宝没办法顺畅地呼吸。拒食或食欲不佳往往是某种疾病的伴随表现，进一步观察则可以寻找到疾病的主要原因，如果伴有鼻塞，呼吸不顺畅等往往是感冒了，如果发热、咳嗽、呼吸急促明显就提示宝宝可能患了急性支气管炎或肺炎，如果孩子腹痛、腹泻则提示患儿的病症在消化道。

2. 察看两便

正常婴幼儿的大便，每日1～2次，黄色而干湿适中。母乳喂养儿的大便呈金黄色,有轻微酸臭味,配方奶喂养的婴儿大便呈淡白色,较坚硬。小儿每日大便的次数、大便的颜色、性状都可以有很大差别,母乳喂养婴儿的大便每日可以2~3次,甚至5~6次,大便的性状也比较松软,但这些都是正常的,你会发现这些宝宝精神和玩耍都很好。大多数情况下大便的颜色、性状会随孩子吃的食物不同而改变,家长不必担心。

尿色混浊是尿中有磷酸盐类结晶所致;尿中有较多泡沫,是尿液偏酸性,可能与摄入的食物有关,大可不必惊慌。高热的小儿,尿量减少而呈深黄色;尿色呈洗肉水样,多半是血尿,是肾脏、膀胱或尿道出了问题。

3. 大便变化

若大便的形态和次数有明显改变,均是有病的表现。婴幼儿大便呈果酱色,伴有剧烈哭闹,很可能是患了肠套叠;大便次数增多伴有不消化食物残渣及酸臭味或大便呈蛋花汤样是消化不良的表现;大便带脓血和黏液,次数增加,而每次大便的量较少,可能是患了痢疾。

宝宝的大便气味酸臭,像臭皮蛋的气味,大多数是因为宝宝摄入食物太多,消化不良,尤其是人工喂养的宝宝,应适当调整配方奶的摄入量,不要额外添加食糖等附加食品。此外,一些比较严重的全身性疾病往往都会表现出大便的改变。

三、听一听孩子的哭声

1. 反常的哭闹

啼哭是宝宝最初的表达方式,饿了、尿了、困了都会哭,但排除这些情况,如果宝宝依然啼哭,就要引起注意。如果持续地哭闹不安、哭声高而尖、哭声微弱或阵发性剧烈哭闹等说明宝宝可能患病了。

如果宝宝一直在哭,不发热,碰到身体的局部哭得更厉害,可能是皮肤方面的问题。妈妈要细心查看身体各个部位有没有异常,像臀部、颈下、腋下皮肤皱褶处有没有发生皮肤糜烂,耳朵、脐带处是否流脓等。哭声高而尖可能是宝宝

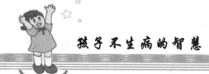

脑部病变的信号。肺炎的宝宝的哭声微弱,在安静时呼吸次数明显增快,有时还会表现出口吐白沫、吃奶时呛咳、吐奶等症状。当宝宝几个小时内无原因地剧烈哭闹,时哭时停,伴有呕吐,可能是患了肠套叠。这种病非常危险,宝宝的哭声很剧烈,与一般的哭泣不一样,这时,妈妈要立即带宝宝到医院就诊。

2. 找出宝宝啼哭的原因

由于每个宝宝先天气质不同,对于外界刺激的反应差异较大、程度不一,有的宝宝不常啼哭,容易安抚。相反,有的宝宝只要有一点不适就会号啕大哭,但不论哭闹的表达形式如何,婴儿哭闹的目的,都是为了表达某些想法和意愿。

宝宝身处过冷、过热环境,饥饿、过饱、尿布湿了,或是处于长牙期,这些生理性的不舒服,都会让孩子因此哭闹不休。生理性原因所出现的哭泣,通常音调不尖锐,哭声相对来说比较平缓,只要不舒服的状况消除,孩子即会停止哭闹。

宝宝饥饿时哭声短促、音调不高,哭声具有规律性,好像是呼唤照看者赶快给他喂哺奶水,此时宝宝会寻找周围能够吸吮到的物品,通常只要适时地喂哺奶水,宝宝因饥饿而啼哭的状况就会停止。宝宝吃得太饱了,肚子不舒服时哭声相对较为激烈,同时会出现躁动不安,有时甚至出现溢奶、吐奶等现象。

3. 亢奋的孩子

有的孩子过于亢奋,常常手抓脚蹬,无法安静下来。突然的声响、噪声或是洗澡时感觉不适,往往会使孩子烦躁起来。这种宝宝可能天生就比较敏感,而且反应比较强烈。也可能是因为吃奶、睡觉的时间没有规律,导致孩子很难被安慰。这种不容易被安抚的宝宝通常是一些早产儿或低体重儿,他们还需要一些时间来适应,或者是出生时生产过程比较困难,需要一段时间来恢复。

如果你的孩子有这种亢奋的表现,可以用柔软的毛毯把他包起来,让他觉得舒服些,从而起到缓解亢奋的作用。另外,避免家里的噪声,减少生人来访。

4. 肠绞痛

引起孩子啼哭不止或使孩子身体感觉不舒服的最常见部位常常是腹部,即宝宝的肚子不舒服。虽然大部分小婴儿常常会没什么明确原因,时不时地哭闹,尤其是在临近傍晚的时候,但肠绞痛的宝宝会比其他宝宝哭得更多,有时剧烈,甚至根本没有办法安抚。在宝宝6~8周时,哭闹通常会变得更严重,3个月以后,这种现象常常开始减轻直至消失。

肠绞痛并不会影响孩子的生长发育及健康状况。另外,不管是母乳喂养,还是吃奶粉,孩子都可能发生肠绞痛。肠绞痛可能是因为孩子对乳汁中的蛋白质过敏,一旦发现这种异常哭闹的现象,家长首先应该做的是停止继续喂食这种奶粉。让宝宝吸吮安抚奶嘴或他的手指,或者轻轻按摩也能让他平静下来。有些孩子的肠绞痛发作是因为家里刺激过多,因此不要让家里环境太吵,放点轻柔舒畅的音乐,以免过度刺激孩子。

5. 怎样使哭闹的宝宝安静下来

把宝宝放在襁褓中或前置式背带里轻轻摇晃,或者放在秋千里一直荡着,他可能会哭得少一点。如果你让他持续地听一些杂音或感到轻微震动,把其他外界刺激因素"屏蔽"掉,也可能让宝宝安静下来。

如果宝宝肚子胀气,你要注意不要让他吞下奶瓶里的空气。即使是母乳喂养,也要经常帮宝宝拍嗝,排出体内的气体。如果是对所喝的母乳或配方奶消化不良或者有过敏反应,宝宝是母乳喂养的,可以试试改变母亲的饮食搭配,看宝宝是不是会哭得少一些。妈妈应该少吃辛辣刺激的食物、高纤维的谷物、豆类、绿菜花、卷心菜和含咖啡因的食物。有时妈妈完全不吃奶制品,宝宝可能会哭闹得少一些。如果宝宝是配方奶喂养,试试给他换成以豆奶为原料的或其他不容易导致过敏的水解蛋白婴儿奶粉。

四、看指甲辨病

1. 指甲有白斑点

在妈妈子宫内第十周时,宝宝已开始出现初期指甲组织,因此宝宝出生时指甲已是一成熟结构,指甲板发育完全。1岁以下的宝宝,指甲通常比较软而菲

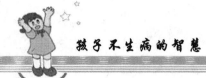

薄,而且容易往上翘,主要是因为宝宝时常握拳,手指头和手心会互相顶碰,颜色通常偏白,这都是宝宝指甲正常的现象。

指甲是判断宝宝健康的一面镜子,造成指甲有白斑点的主要原因,可能是宝宝玩玩具的时候,曾经受过伤,比如冲撞、挤压,但是宝宝不会表达,所以指甲出现白斑点时,可能是 3 个月以前因为受伤引起的指甲白斑,通常这种小白点不会出现在每一只指甲,而是零星的,这不一定意味着缺乏营养或蛔虫症。

2. 指甲出现横白线

这种横白线通常为 1～2 毫米宽,可能的原因是蛋白质、维生素或锌缺乏,或是感染肠病毒等疾病引起;之前有发过高热,或是因为营养不良,长时间腹泻,宝宝在这段虚弱的时间生病,因而停止生长,宝宝指甲就会出现白线;除了白线,指甲的表面大多也缺少光泽,比较粗糙。

3. 指甲凹凸不平

如果是点状凹陷,主要是因为指甲近端的基质(生长指甲的源头)发炎,角化不完全而造成的,比如湿疹、干癣或扁平癣等引起。如果是纵向凹陷,可能呈现粗糙的指甲表面,除了与点状凹陷类似原因外,也可能因异位性皮炎引起。

4. 指甲边缘脱皮

有时是指甲边缘皮肤新陈代谢的表现,宝宝因为自我保护力较弱,容易对清洁剂或者水产生刺激性反应,因此帮助宝宝清洁指甲时,须注意保持干燥。也有可能是因为维生素 C 缺乏导致,但 6 个月前的宝宝通常是母乳或配方奶喂养,所以指甲脱皮的问题不那么常见,但等宝宝慢慢大了之后,可能因为偏食的关系,就容易造成维生素 C 缺乏的状况。

5. 指甲变脆、分层

通常是因为宝宝的钙质缺乏,或者有缺铁性贫血状况,好发于喂母乳的宝宝身上,因为母乳的营养里铁质较缺乏。而喂配方奶宝宝通常较少出现缺铁的状况,除非经常出现腹泻等情况。此外,缺乏维生素 A、维生素 E 也会引起指甲变脆、或者没有光泽;缺铁性贫血的患儿指甲可以表现为"勺状指",即指甲的中间部位不像正常人那样向上凸起,而是向下凹陷,可以表现在好几个手指上。

五、看皮疹辨疾病

1. 小儿常见的皮疹

儿科疾病中出现皮疹的情况比成人多见,同种皮疹可见于不同种疾病,同种疾病可见不同皮疹。小儿皮疹按其形态可分为斑丘疹、疱疹及紫癜 3 大类。

斑丘疹是儿科临床常见皮疹。斑疹是因为真皮内血管扩张充血而使皮肤呈现红色,皮疹不突出于皮面,指压可以退色,其大小不一,并可融合成片。丘疹是由表皮或真皮浅层内局灶性水肿,因发炎而形成。丘疹高于皮肤表面,大小不等,亦可融合成片。

疱疹,皮疹隆起,内有透明或半透明液体,可分为水疱和脓疱。水疱位置浮浅,以后大多不留瘢痕,而脓疱往往遗留深浅不一的瘢痕。

紫癜是皮肤或黏膜的毛细血管中血液渗出而淤积于组织内的表现。皮肤表面先有鲜红色的斑点,形状大小不等,指压不退色,以后变紫而转青,最终变成棕黄色而消失。

2. 发生斑丘疹的常见疾病

许多小儿传染病都会在患病期间出现皮疹,其中以斑丘疹最为常见,斑丘疹大小不等,可融合,疹间皮肤正常,分布于颜面、躯干、四肢。出疹性急性传染病包括麻疹、风疹、幼儿急疹、肠道病毒感染等。

猩红热及金黄色葡萄球菌等感染和败血症也会出现细小致密的斑丘疹,稍高于皮肤表面,呈"鸡皮"状,皮疹之间少见正常皮肤。全身表皮充血,仅在口周显苍白圈,于腋下、腹股沟可见明显充血线。

药疹是由药物过敏引起的皮疹。其皮疹形态比较多,常见斑丘疹或猩红热样皮疹,皮疹可融合成片,甚至遍及躯干或四肢,形成全身表皮发红或伴随表皮

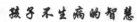

脱屑,或伴随疱疹。

荨麻疹俗称风疹块,属于各种原因所致的变态反应,急速出现,快速消退,皮疹大小不等,有轻度充血或充血不明显,常常由食物、药物和多种原因引起。

婴儿湿疹形态多样,皮损大多发生在面颊、额部、眉间、颈部和头部,严重时躯干四肢也有。初期为红斑,以后为点状丘疹,后形成痂皮。

3. 发生疱疹的病毒性感染

水痘:皮疹先发于躯干并逐渐波及头面部和四肢,亦可见于发际。皮疹初为红色针尖大小的斑疹,后发展成丘疹,数小时后即成为水疱,可为椭圆形或圆形,疱壁薄容易破溃,2～3天干燥结痂,以后痂脱而愈。

带状疱疹:沿神经支配的皮肤区出现带状排列的成簇疱疹,由于这种病毒侵袭神经,发病总是沿神经走向,呈条带状,故称"带状疱疹"。

单纯疱疹:好发于嘴唇和口周皮肤上,如口周、鼻翼、鼻唇沟等处。开始皮肤发红、发痒、有烧灼感,随即出现水疱,疱液清亮,以后浑浊,最后结成黄色痂皮,不久痂皮脱落。

疱疹性湿疹:初期为红斑,以后为点状丘疹、疱疹、瘙痒,疱疹破损,渗出液流出,故又称渗出型湿疹。

4. 发生疱疹的化脓性感染

脓疱病:是常见的皮肤细菌感染,俗称黄水疮,系接触传染,多发于夏秋季,易侵犯儿童。好发于头面、四肢,也可波及全身,初为红斑或水疱,随后变为脓疱,大小不一,周围有红晕,疱壁松弛,脓疱疹内脓汁沉积于疱底,上部为透明液体,形成半月形,脓疱疹膜破溃后露出糜烂面,干燥后形成蜜黄色脓痂,自觉瘙痒,搔抓后自我传染,再向周围蔓延。

新生儿天疱疮:是由细菌感染所引起的化脓性疾病。细菌多为金黄色葡萄球菌、链球菌。好发于躯干和四肢,最初为散在水疱,后迅速增大到直径2厘米以上的浅表性大疱,脓疱疹液开始为淡黄色,清亮,随后疱液变浑浊。此病多数无全身症状,少数可出现乏力、发热、腹泻等全身症状。新生儿可并发金葡菌败血症、肺炎或脑膜炎而危及生命。

5. 紫癜

由于血小板数量减少或质量变化而皮内出现点状出血。皮疹大小较一致，分布全身，在皮肤受摩擦、挤压部位较多，常合并黏膜出血。

由于毛细血管壁渗透性增加，红细胞及血浆由毛细血管壁渗出发生出血性皮疹，常见于由维生素 C 缺乏引起的坏血病，可在皮肤、黏膜、骨膜下、关节腔及肌肉内出血。

新生儿或婴儿败血症是由于新生儿黏膜通透性高，纤毛、腺体细胞及其分泌物等构成的黏膜屏障功能不足，血液中性粒细胞储备不足，吸附、吞噬并杀灭细菌的能力差，尤其是早产儿、低出生体重儿或有缺氧、酸中毒存在时更明显，部分出血点可能有细菌栓塞。

过敏性紫癜是一种常见的血管变态反应性疾病。由于机体对某些致敏物质发生变态反应，引起广泛的小血管炎，使小动脉和毛细血管通透性、脆性增加，伴渗出性出血、水肿。小儿出疹性疾病的鉴别诊断见表 9-1。

表 9-1　小儿出疹性疾病的鉴别诊断

	病因	全身症状及其他特征	皮疹特点	发热与皮疹关系
麻疹	麻疹病毒	呼吸道卡他性炎症，结膜炎，发热第 2~3 天黏膜斑	红色斑丘疹自头面部→颈→躯干→四肢，退疹后有色素沉着及细小脱屑	发热 3~4 天，出疹期热更高
风疹	风疹病毒	全身症状轻，耳后、颈后、枕后淋巴结肿大并触痛	面部→躯干→四肢，斑丘疹，疹间有正常皮肤，退疹后无色素沉着及脱屑	发热半天至 1 天出疹
幼儿急疹	人疱疹病毒 6 型	一般情况好，高热时可有惊厥，耳后、枕后淋巴结亦可肿大	红色斑丘疹，颈及躯干部多见，1 天出齐，次日消退	高热 3~5 天，热退疹出
猩红热	乙型溶血性链球菌	高热，中毒症状重，咽峡炎，杨梅舌，环口苍白圈，扁桃体炎	皮肤弥漫充血，上有密集针尖大小丘疹，持续 3~5 天退疹，1 周后全身大片脱皮	发热 1~2 天出疹，出疹时高

	病因	全身症状及其他特征	皮疹特点	发热与皮疹关系
肠道病毒感染	埃可病毒、柯萨奇病毒	发热、咽痛、流涕、结膜炎、腹泻,全身或颈、枕后淋巴结肿大	散在斑疹或斑丘疹,很少融合,1～3 天消退,不脱屑,有时可呈紫癜样或水疱样皮疹	发热时或热退后出疹
药物疹		原发病症状	皮疹在摩擦及受压部位多,瘙痒,与用药有关,可表现为斑丘疹、疱疹、猩红热样皮疹、荨麻疹	发热、服药史

第十章 发 热

一、发热对婴幼儿意味着什么

1. 发热显示的多种信息

 每个孩子都有过发热的经历,发热可能是疾病的一种临床症状,虽然并非疾病本身,但它可能在警示身体出现问题,需要注意或是治疗。引起发热的原因很多,可能是宝宝身体的某个部位受到感染出现的发炎现象,或是外在环境的气温太热、运动、穿过多衣服或洗热水澡等,都可能暂时使宝宝的体温轻微升高,等过一段时间之后,体温自然会下降。不过,若发热合并有咳嗽、呕吐、腹泻等症状,可能是患了呼吸道或肠胃道等疾病。总之,宝宝发热所显示的信息很多,家长应当认真观察宝宝发热同时伴发的症状或是否存在其他影响发热的因素。发热的可能疾病如表 10-1。

表 10-1 小儿发热的可能疾病

发热及主要症状	其他症状	可能的疾病
发热、咳嗽	流鼻涕、嗓子疼、腹泻	感冒、流感
发热、咳嗽、气喘	咳嗽、有痰、呼吸急促	支气管炎、毛细支气管炎、肺炎
发热、腹痛、腹泻	大便偏浅色、黏液便或血便	急性肠胃炎、食物中毒
发热、皮疹	皮疹、红色水疱、全身发痒	荨麻疹、肠病毒、水痘、麻疹
发热、意识不清	热性痉挛	中暑、高热惊厥、脑膜炎

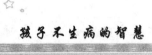

2. 发热是人体的一道"防护墙"

发热说明病症的存在，多半是感染，感染源或是病毒或是细菌。病毒或者细菌会导致机体自动产生抗体或升高白细胞，提高体温调定点，以抵抗细菌病毒，因此体温会攀升。发热时，机体内的各种免疫功能都被"激活"，新陈代谢增快、抗体合成增加和吞噬细胞活性增强等。这些免疫反应，可以抑制病原体的生长、繁殖，有利于病情的恢复。因此，发热是人体的一道"防护墙"，是人体的一种自我保护。但是发热对机体也有一定危害，若高热持续过久，可使机体内器官、组织的调节功能失常，危害儿童机体的健康。

3. 宝宝体温测量常识

给宝宝测量体温包括测肛温、口温、腋温等。一般肛门温度最高，正常范围在36.3℃～37.5℃，口腔温度比肛门温度低0.5°，腋下温度较肛门温度低1°，肛温比较恒定可靠。口腔温度受外界温度影响较大，尤其是刚喝完热水测量，影响会更大。腋下温度可因夹体温计松或紧、摩擦、出汗等而有所变化，应该以夹紧、不摩擦、无汗为准。

新生儿测体温常取腋下。量体温之前，将体温计甩到35℃以下，用棉花蘸酒精擦拭消毒后再用。体温计的水银囊那头放在宝宝的腋下，将表夹住，经3～5分钟后取出。看体温计的刻度时，将体温计保持水平位置，缓慢转动，便可以看清体温计所示的刻度。体温计用完后，要用75％酒精消毒后存放备用。

4. 如何找出自己的"正常体温"

每个宝宝的体温在一个很小范围内有所差异，有些人的体温天生偏高，有些则较低，因此家长应当知道自己宝宝的正常体温大概是多少，一般这种偏差不超过0.5°。为了找出自己宝宝的正常体温，建议在几日内连续测量、记录体温。每日需测量3次，每次使用的体温计、测量的场所、测量的时间都必须在同样的条件下，才能准确记录。持续纪录为3～4天，就能得出自己的正常体温。

新生宝宝的体温在36℃～37℃之间，如果宝宝体温低于36℃，则应给宝宝适当添加衣服或提高周围环境温度；若宝宝体温低于35℃，则为体温不升；如果

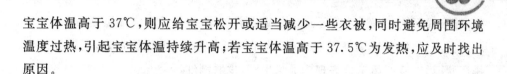

宝宝体温高于37℃,则应给宝宝松开或适当减少一些衣被,同时避免周围环境温度过热,引起宝宝体温持续升高;若宝宝体温高于37.5℃为发热,应及时找出原因。

5. 儿童体温的正常波动

体温在一天中会有些幅度的变化,每个人的体温也不太一样。一般来说,清晨的体温最低,傍晚最高。由于宝宝的体温调节中枢尚未成熟,所以体温也容易随着一些外在因素而有短暂上升的状况。如衣服穿太多、室内温度太高、闷热、宝宝玩得太兴奋、洗澡水过热等,都会让孩子体温暂时升高。

6. 发热时体温为什么会忽高忽低

即使是正常的体温,也不会恒定得一成不变,它是呈波浪形的高低状,维持在36℃~37℃之间。发热时体温调节中枢会被自动设定在39℃左右,高的时候可达40℃以上,达到这一高度过一会儿就自行降到38℃左右,然后没多久,又会再升上去。

退热药只是短暂地把热度降低一点,属于症状治疗。退热药最主要的作用是使身体表面的血管扩张,血液中的热可由体表散到空气中。经由以上这些作用后,体温都会有某种程度的暂时消退。但是在药效消失后,身体又会发热,这是因为疾病的因素还存在着的缘故。

二、发热的一般自然过程

1. 一般规律是怕冷、发热和出汗

怕冷:当宝宝受到感染时,当体温还没上来前,身体会主动把热量带到身体中心部位,这时四肢循环会变差,会出现皮肤苍白、无汗、畏寒、有时伴寒战等情况。

发热:宝宝发热时体温攀升,这时皮肤摸起来很烫,表现为皮肤潮红而灼

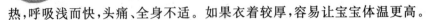

热,呼吸浅而快,头痛、全身不适。如果衣着较厚,容易让宝宝体温更高。

出汗:当宝宝感染情况稳定时,为了降低体温点,把热能带走,所以会产生排汗状况,以降低体温。表现为大量出汗,皮肤潮红。

有时宝宝不经过发冷阶段,直接发热,有时候发热也会发生排不出汗的情况。因此,这一规律可作为参考,但不能概括每个宝宝的发热过程。

2. 看、摸、测——及早发现宝宝发热

看:如果宝宝脸部潮红、嘴唇干热发红、哭闹不安,宝宝很可能是发热了。发热时身体的水分消耗较大,尿量会减少,而且小便发黄。

摸:摸摸宝宝的小手、前胸和颈部后面,一旦宝宝有发热,用手大致感觉出了宝宝的体温异常,可用你的额角接触宝宝的额角,如果明显感觉宝宝的额头比你的热,那么宝宝多半是发热了。

测:用体温计测量体温是最准确的。通常用肛表测量小宝宝的直肠温度较准确,也可测量宝宝的腋下部,测出的直肠温度需减去 0.5℃,腋下部温度应加0.5℃,得出的度数便是宝宝的现时体温数。

3. 发热对机体的不良影响

发热时,机体产生热能过多,机体脏器必须加速散热,以尽可能调整体温,从而导致心率增快,加重心脏负担。

高热还可使大脑皮质过度兴奋,小儿可表现为烦躁不安、头痛、甚至惊厥。也可引起大脑皮质的高度抑制,表现为谵语、昏睡等。婴幼儿表现更为突出,大部分婴幼儿高热时出现神志恍惚,还有部分婴幼儿出现高热惊厥。惊厥可对婴幼儿的大脑发育产生不良的影响。

高热还可影响机体消化功能,胃肠道运动减慢,患儿出现胃口差、腹胀、便秘。有时胃肠道运动增强,患儿出现腹泻甚至脱水。

持续高热最终导致儿童机体防御疾病的能力下降,这样不但不利于患儿疾病恢复,反而增加了继发其他感染的危险。当儿童发热体温≥39℃时,继发细菌感染的危险性会增加。

三、小儿发热的治疗与护理

1. 小儿发热时的饮食

小儿发热时新陈代谢加快,营养物质的消耗急剧增加,体内水分的消耗也明显增加。又由于小儿发热时消化系统的功能降低,导致消化液分泌减少,胃肠蠕动减慢,食物不能在胃肠道进行正常的消化吸收,患儿会产生饱胀感,所以发热时孩子的胃口差。

发热患儿应当摄入充足的水分,补充大量维生素和矿物质,供给适量的热能和蛋白质。可以给宝宝选择容易消化吸收的食物,比如蛋花汤、鸡蛋羹、米汤、绿豆汤等,以清热解毒;补充水果、蔬菜类,具有清热、解暑、利尿作用,可促进毒素的排泄;鲜梨汁,具有清热、润肺、止咳的作用,适用于发热伴有咳嗽的患儿;鲜苹果汁,可补充大量维生素C,还可以中和体内毒素。

2. 感冒患儿避免三高饮食

感冒患儿避免高脂饮食,小儿如果摄取大量的含饱和脂肪酸食物,如肉类、油炸食品而蔬菜及五谷杂粮相对较少,不仅对小儿消化吸收不利,还会降低机体免疫细胞的抗病毒功能。

感冒患儿避免吃盐过量,小儿消化系统发育尚未健全,吃盐过量,易使唾液分泌减少,致使口腔的溶菌酶相应减少,病毒在口腔里孳生的机会增加。感冒病毒很容易通过失去屏障作用的呼吸道黏膜而侵入人体。

感冒患儿避免吃糖过多,吃糖过多不仅导致胃口差,使脾胃虚弱,还可以加重缺钙,消耗维生素 B_1,导致体虚多汗,免疫功能降低。糖还有高渗利尿作用,使小便频繁,出现口干舌燥。

3. 吃退热药要权衡利弊

发热往往是一些疾病过程中最早、最突出的表现,而不是惟一的表现。引

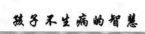

起发热的原因很多,但主要是病毒、细菌等病菌侵入人体所致。人体为了抵抗并杀灭它们,便采取了一种自我保护性质的反抗措施——发热。这是与病原菌作斗争的正常现象,孩子经历两三天,当小孩经由自身的免疫系统与外来病原菌的斗争之后,精神、食欲都会出现一系列变化,进而发展完善了宝宝的免疫抵抗力。

面对发热,父母都会心急如焚,要求医生尽快退热,其结果往往是退热药、抗生素,甚至激素统统一起上。过多服用退热药会削弱宝宝自身免疫力作用的发挥,宝宝体内白细胞没有得到完备的训练,免疫力也就无法更好的成熟。

4. 退热药物对儿童的保护作用

由于孩子大脑发育不够成熟,大脑内体温调节中枢限定体温的能力有限,往往出现高热。当然,高热又可以刺激本不成熟的大脑出现异常放电,出现惊厥。所以,对于孩子发高热,及时使用退热药物可以有效防止惊厥的出现。

孩子高热时,可导致大脑皮质稳定性下降,大多数都会出现一定的精神症状,多表现为精神变差,对外界曾非常感兴趣的事情失去原有的兴致,甚至出现精神萎靡,说胡话等。当服用退热药物,体温一旦下降到38℃以下,孩子的精神症状就会自行消失。

高热还可使外周毛细血管收缩,以致心脏供血出现调整,影响到心、脑、肾等重要器官的循环,孩子会出现手脚发凉,全身颤抖。这时,孩子会出现躯干很热,满脸通红,而手脚冰凉,服用退热药物,体温降至38.5℃后,这些表现也会相应缓解。

5. 宝宝发热用酒精擦浴要慎重

宝宝发热后,一些家长常用酒精擦宝宝的身体来快速降温。酒精蒸发时确实能使皮肤凉下来,但就是因为酒精发挥作用太快了,宝宝可能会出现颤抖,这说明他的体温将再次升高。此外,酒精也会通过皮肤和呼吸被吸入宝宝体内,引起酒精中毒。

给孩子降温比较适当的方式包括在宝宝额头敷一块凉毛巾、给宝宝用温水擦洗、口服乙酰氨基酚或布洛芬成分的非处方药等等。但是,不要给宝宝吃阿斯匹林片退热,因为阿司匹林有可能让宝宝患上瑞氏综合征,这种病虽然罕见但却很严重。

6. 几种简单的物理降温法

有效的物理降温方法结合适当的药物治疗,退热效果往往好于单一药物治疗。

冰袋降温:这种办法的降温比较直接。因为冰袋可造成局部,特别是冰枕会造成头的某一部位冷却,但应当避免冰袋直接接触皮肤,可以在冰袋与皮肤之间垫一块小毛巾。

酒精擦浴:如果采用,酒精应当用温水稀释一下,这样不至于使酒精浓度太高,同时避免酒精的温度过低而刺激皮肤。

温湿敷:选择比孩子实际体温高些的温水,利用毛巾进行前胸、四肢等部位的温湿敷。及时更换毛巾保证温度持续高于体温,坚持 15～20 分钟能起到较好的效果。

7. 发热会不会把脑袋热坏

体温介于 38.3℃～40℃间,持续 2～3 天,是病毒感染最典型、最常见的现象。体温的高低与疾病的严重程度没有一定的关系,必须综合其他相关症状,才能决定病情的严重程度,如发热并伴有很严重的腹泻、气喘或神志不清等,应引起高度重视。家长普遍害怕发热过度,会把脑袋热坏,其实这是错误的观念,普通发热是不可能造成脑部伤害的,除非高热超过 40℃,或是体温骤然上升才会出现惊厥等问题。

第十一章 咳 嗽

一、辨别不同性质的咳嗽

1. 感冒或流感引起的咳嗽

感冒或流感引起咳嗽时带痰,不伴随气喘或是急促的呼吸,咳嗽由喉部发出、略显嘶哑的咳嗽,隔一段时间咳一下,有时候干咳。通常情况下咳嗽症状会持续整个感冒过程,7~10 天。同时常伴有嗜睡、流鼻涕、流眼泪和轻度发热,通常不高于 38.6℃。流感有咽喉刺痛发痒、头痛,伴有背部肌肉和腿部肌肉酸痛等。

对于感冒或流感引起的咳嗽应尽量保持孩子鼻腔的清洁,鼻塞或流鼻涕都将加重咳嗽症状。对于不会擤鼻涕的婴儿或幼儿,父母可以使用球型吸鼻器帮助孩子清理鼻腔,常用清水清洗鼻腔。如果孩子的咳嗽和鼻塞症状持续多天仍未见好转,就应该带孩子看医生了。

2. 毛细支气管炎引起的咳嗽

刚开始的时候表现为感冒症状,如嗜睡、鼻塞等,这些症状持续约 1 周,有些宝宝可能高热至 39.0℃。孩子昏昏欲睡,呼气的时候发出呼哧呼哧的声响,咳嗽时有痰或伴有气喘,呼吸短促、微弱,或是呼吸困难。这种咳嗽很可能是毛细支气管炎引起,通常由呼吸道合胞病毒引起,最常见于秋末至来年初春。不要把毛细支气管炎和支气管炎相混淆,毛细支气管炎多见于婴幼儿,而支气管炎则多见于年龄大一些的孩子和成人。婴儿患有毛细支气管炎时咳喘比较严重,通常需要住院治疗。

3. 持续咳嗽并伴有喘鸣或气喘

如果孩子持续咳嗽并伴有喘鸣或气喘,咳嗽时间长达10天以上,不发热,晚上或运动后病情加重,或当孩子接触到花粉、冷空气、动物皮屑、粉尘及烟雾的时候,咳嗽都会加重,遇到这种咳嗽应当考虑宝宝患了哮喘。这是一种慢性病,是病变肺部细小的气道肿胀、变窄,为黏液所充斥并发生痉挛,从而导致孩子出现呼吸困难、急促等症状。引起哮喘的常见因素包括环境中的刺激物以及病毒感染等。

轻微的哮喘病例在缓解期可有慢性咳嗽的症状,如果家族有过敏史、哮喘病史,应该告诉医生,因为在这种情况下,孩子患病的可能性较大。

4. 痉挛发作性阵咳

咳嗽为痉挛性阵咳,声音嘶哑,呼吸一次阵咳多达数十下,孩子用力吸气的时候会发出尖锐的喘鸣声。在咳嗽症状出现之前,曾有过1周左右的感冒症状,但是不发热。造成这种咳嗽的元凶是百日咳,这是一种传染性很强的喉部、气管及肺部细菌性感染。没有接种过此类疫苗的孩子患病的可能性较大。还有一种由病毒引起的类百日咳,也可出现类似的痉挛性阵咳,这种痉挛发作性阵咳一般不多见。

5. 咳嗽的同时发热、气喘、发绀

如果孩子咳嗽的同时伴有发热、气喘、呼吸急促、口周和鼻翼两旁发绀(青紫),这时孩子精神往往不佳,不好好玩耍,哭闹,食欲下降。遇到这种情况应当考虑宝宝患了支气管肺炎。孩子患肺炎之前可能先有感冒或支气管炎,几天后病情加重。就诊时,医生会仔细听诊两肺是否出现肺炎特有的细小湿性啰音,如果听到,可以诊断为肺炎。支气管肺炎不应当在家耽误,应及时去医院就医。

6. 区别过敏性咳嗽

过敏反应是一种全身性疾病,可以表现在不同的脏器或部位。表现在皮肤

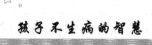

黏膜可引起荨麻疹、湿疹或皮炎,表现在上呼吸道可引起过敏性鼻炎,在支气管可引起哮喘。

许多过敏性咳嗽儿童被误诊为支原体感染、肺炎、感冒,尤其是将打喷嚏、流清鼻涕等过敏性咳嗽发作的前兆症状误为感冒。一些患儿由于喘息、咳嗽和痰多就认为是呼吸道发炎了,经常服用各种抗生素治疗。实际上患儿的气道炎症是属于过敏性的,它与细菌性炎症截然不同,应用各种抗生素如青霉素、头孢菌素类、红霉素等皆无效。滥用抗生素的直接后果导致许多患儿病情不能得到有效控制。

二、小儿咳嗽的治疗与护理

1. 咳嗽是一种生理防御反射

呼吸道感染可以发生在呼吸道的任何部位,如鼻、咽、喉、气管、空气通道或肺。呼吸道的感染可由细菌和病毒所致,都可引起咳嗽,甚至会引起呼吸困难。3岁以下的小儿咳嗽反射较差,痰液不易排出,如果父母一见小儿咳嗽,便给予较强的止咳药,咳嗽暂时停止,但痰液不能顺利排出,而大量积在气管和支气管内,会造成气管堵塞。

小孩早上起床有几声轻轻的咳嗽,这是生理现象,只是清理晚上积存在呼吸道的黏液,父母不必担心。如果父母懂得一些有关咳嗽的常识,可以了解宝宝疾病的轻重缓急,这对诊疗会有帮助。

2. 过敏性咳嗽的几率不断增加

婴幼儿由于呼吸道和消化道天然屏障功能不完善,故抗原性物质通过呼吸道、消化道进入人体的机会大大增加,容易发生过敏性疾病。

孩子接触过敏性原的机会很多,比如说室内螨虫,有一些家庭布置的沙发比较多,一些厚重的床垫也有利于螨虫的生长。此外,还有宠物、空气污染、有机物燃烧产生的颗粒物、被动吸烟,都会让孩子患呼吸道过敏的机会增加。如果环境过于清洁,使感染性疾病减少,患过敏性疾病的几率也会相对增高。有过敏体质的孩子更应选择母乳喂养,而且添加鸡蛋、大豆、坚果、花生等高蛋白食物不宜过早。

三、小儿哮喘

1. 哮喘的特点

支气管哮喘是一种气道慢性炎症性疾病,表现为反复发作性咳嗽及喘息。这种病可在任何年龄起病,多数在 4～5 岁以前开始发病。哮喘可以从喘息的性质、反复咳喘的病史去考虑。

喘息,当呼气时出现高音调的哨笛声,特别是儿童,即使此时胸部检查正常也不能排除哮喘。过去曾有过以下的病史,即咳嗽,尤其在夜间加重,反复喘息,反复呼吸困难,反复胸闷。另外,还应注意有无湿疹、家族性哮喘、过敏性鼻炎及因药物及食物过敏引起哮喘发作。哮喘往往在运动、病毒感染、接触动物的皮毛、花粉、药物等情况下出现或加重。

目前哮喘已成为严重的公共卫生问题。婴幼儿的哮喘比较难诊断,常被误诊为支气管炎、肺炎,如使用平喘治疗有效,对诊断有很大帮助。

2. 哮喘的应对

哮喘发病初期几天会有一般上呼吸道感染的症状,咳嗽、发热,随后咳嗽加剧,出现喘鸣、胸骨上端、肋间或肋缘凹陷等呼吸道阻塞的现象,病情轻重不一,严重者会有缺氧发绀。症状常在夜晚较厉害,有时候病情转好后又会复发,一年中以较冷的季节发生率较高。哮喘往往容易与喉炎、支气管炎、心脏病、心力衰竭、异物吸入等疾病相混淆。

家庭照顾哮喘患儿应尽量安静,维持足够的水分。雾气或蒸汽可以让患者觉得比较舒服,在家中可以利用淋浴的雾气,晾衣物的水汽使室内空气变得湿润。若患儿出现呼吸困难、呼吸急促、嘴唇发绀、胸骨上或肋缘凹陷,无法吞口

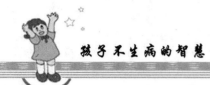

水,精神变差等情况应尽量快速就医。

如果哮喘儿童能在一个比较长的时间避免感冒,避免咳喘的发作,保持机体良好的健康状态,这对有效控制哮喘病是十分有益的。

第十二章　小儿腹泻

一、小儿腹泻对儿童生长危害极大

1. 什么情况才算患了腹泻

宝宝大便的次数比平时多,大便比平时稀薄,甚至出现水样便,那就是腹泻了。腹泻病是一组多病原多因素引起的疾病,由于发病率高,对儿童健康危害极大,它是造成小儿营养不良、生长发育障碍及死亡的重要原因之一。

小儿腹泻临床分为感染与非感染性腹泻两大类。感染性腹泻通常由致病菌和病毒引起,细菌引起的有痢疾和致病性大肠埃希菌肠炎;病毒引起的为病毒性肠炎,其病原主要为肠道病毒。宝宝大便稀的同时还要注意观察宝宝是否有呕吐、发热等症状,如果有,可能是胃肠炎或细菌感染。有必要的话,可以取少量宝宝大便送到附近医院检验。如果大便检验正常,有可能就是消化不良造成的腹泻。

非感染性腹泻,因为食物的量或质超过了婴幼儿胃肠道消化功能的承受能力,以致负担过重引起腹泻的叫消化不良。吃了不新鲜或变质的牛奶及其他食物,常常又吐又拉,称为急性胃肠炎。此外,因食量不足引起的腹泻叫饥饿性腹泻,在正常情况下大便次数增多的称为生理性腹泻。

2. 轻度腹泻和重度腹泻

轻度腹泻表现为大便次数增多,每日 10 余次,大便稀薄带水,每次量不多,体温正常或有低热,精神尚好,看不出脱水表现;重度腹泻的大便次数在 10~40

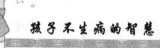

次,便中水分增多,混有黏液,食欲不好并伴有呕吐。重度腹泻的患儿可有发热、精神萎靡,同时出现脱水和酸中毒的临床表现和体征。

3. "学步儿腹泻"

如果 1 岁以上的孩子喝水太多,尤其是果汁或含糖的饮料过多,可能发生一种通常称为"学步儿腹泻"的疾病,孩子大便松软、量多,但不影响食欲和生长,不会引起脱水。这种腹泻不是一种严重的疾病,但医生会建议限制孩子饮用的果汁和含糖饮料的量。在正常饮食和进食牛奶的情况下,如果孩子仍然感到口渴,可以给他喝白开水。一些家庭喜欢用苹果、梨等水果给孩子制作成苹果水、梨汁水用来代替白开水,这种做法同样不可取,这样不但会影响吃饭,还会影响一些营养物质的吸收,甚至腹泻。

4. 如何判断腹泻病情是否严重

对孩子腹泻病情通过以下 4 个观察点大致了解患病的情况。一观察患儿的一般精神状况是否有嗜睡或昏迷,是否烦躁或易激惹。二观察有无眼窝凹陷、口唇干燥和尿少。三观察患儿饮水状况,包括不能喝水、喝水量少或喝水很急、烦渴不安。四观察皮肤弹性,在患儿肚脐两指处用大拇指和食指捏起患儿的皮肤,将皮肤连同皮下组织一同捏起,并持续 1 秒钟,然后再迅速松手,观察皮肤是否立即恢复原状。

如果腹泻伴有发热,而且持续时间超过 24～48 小时,或伴有大便带血、腹胀、呕吐持续时间达 12～24 小时,呕吐物成绿色、血色或咖啡色等情况,这是重症的表现,应当及时送医院进一步诊治。

二、腹泻的治疗与预防

1. 小儿脱水的临床表现

小儿腹泻严重时会出现脱水,它的出现与严重性往往会超过腹泻本身。小

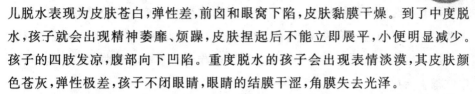

儿脱水表现为皮肤苍白,弹性差,前囟和眼窝下陷,皮肤黏膜干燥。到了中度脱水,孩子就会出现精神萎靡、烦躁,皮肤捏起后不能立即展平,小便明显减少。孩子的四肢发凉,腹部向下凹陷。重度脱水的孩子会出现表情淡漠,其皮肤颜色苍灰,弹性极差,孩子不闭眼睛,眼睛的结膜干涩,角膜失去光泽。

中、重度脱水时会同时伴有酸中毒,表现为精神萎靡,呼吸深长,呈叹息状,可出现昏迷。腹泻还可以引起低钾、低钙、低镁等电解质紊乱,从而出现相应的临床特征。

2. 小儿脱水的积极纠正

所有腹泻的患儿均需要额外补充液体,无明显脱水体征的患儿,可在家庭护理和治疗。额外补充液体可以挽救患儿的生命,增加液体,如菜汤、米汤、白开水等,只要患儿愿意喝就可以给他喝,不必限量。不要禁食,给孩子喂食容易消化的食物,母乳喂养的则应继续。

积极使用口服补液盐,它虽然不能停止腹泻,但可以补充经腹泻丢失的水分和盐分,在不太严重的情况下,补液盐起到的效果与静脉输液补充水分相当。不要轻易使用止泻药和止吐药,这些药物对治疗腹泻很少有益处,有时反而会更危险。

3. 腹泻的宝宝不需要禁食

宝宝拉肚子后,爸爸、妈妈通常会更严格地限制宝宝的饮食,其实比如米饭、馒头、面包、婴儿谷类食品及瘦肉、酸奶、水果和蔬菜,都是可以吃的。当然,如果你的宝宝暂时不愿意吃东西,也别担心。只要保证他摄入充足水分,他的食欲一两天内就会恢复的。酸奶中的活性益生菌能够安全有效地减轻腹泻量、缩短腹泻持续时间。这是治疗宝宝拉肚子的一个简单、安全的辅助治疗方法。

4. 小儿腹泻需要抗生素治疗吗

沙门菌胃肠炎不必应用抗生素治疗,因抗生素不能缩短本病的病程,反而使大便排菌时间延长,并促使耐药菌株的出现。然而,当沙门菌侵入血流或在肠外部位形成局部病灶时,可根据体外敏感性试验结果给予头孢噻肟钠等,分

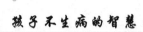

剂量每 6 小时 1 次静脉给予。对 6 个月以内的婴儿或有免疫缺陷的小儿，即使无败血症或胃肠道外形成局部病灶的证据，也应按此法治疗。耶尔森菌性胃肠炎一般不用抗生素也会痊愈。对需经住院治疗的严重空肠弯曲杆菌肠炎，可应用红霉素治疗。

5. 小儿腹泻以预防为主

婴幼儿腹泻是一种比较容易预防的疾病，首先应当注意饮食卫生，大多数腹泻是由暴露于污染物引起的，以直接“手到口”接触方式传播。因此，应积极改善个人、家庭和孩子所在的看护场所的卫生措施，例如使用卫生间或更换尿布，以及准备食物前洗手等。提倡母乳喂养，尤以出生后最初数月内应以母乳喂养为主。因母乳最适合婴儿的营养需要和消化能力。注意正确的喂养方法，避免在夏季及小儿有病时断奶。

增强体质，平时应加强户外活动，提高对自然环境的适应能力，小儿日常生活中应防止过度疲劳、惊吓或精神过度紧张，避免使用不必要的药物，尤其是抗生素。

三、呕 吐

1. 婴儿吐奶与真性呕吐

吐奶是婴儿期一个常见的现象，一般宝宝喂食后，从嘴角会流出一点点奶液出来，这只是溢奶而已。有时吐奶是因为婴儿进食的量超过了他的胃容积，他会在嗳气和流涎时吐奶。吐奶一般不会造成孩子窒息、咳嗽、不适，对孩子没有危险，即使在睡眠中吐奶也没有必要担心。

真性呕吐大多呕吐得很厉害，婴儿会感到非常痛苦或同时出现一些伴随症状。如果每次喂食都吐得很厉害时，就会失去大量的水分，发生脱水。真性呕吐多见于肠胃道疾病、感染性疾病和中枢神经系统疾病等。

2. 幽门狭窄是怎么回事

婴儿出现吐奶,像打嗝、吐泡泡这类往外吐奶都很正常。幽门狭窄是指胃的下部肌肉组织(即幽门)增大,挡住了食物进入小肠的通道。这种幽门狭窄造成的呕吐通常在宝宝出生几周后出现。幽门狭窄主要发生在新生儿或1～2个月的小婴儿,大于6个月的宝宝有幽门狭窄的很罕见。与女宝宝相比,男宝宝出现幽门狭窄更多。如果父母中有一方曾患幽门狭窄,宝宝也更有可能患有幽门狭窄。除了呕吐以外,幽门狭窄还会引起脱水等其他并发症。宝宝看起来总是很饿,宝宝先是迫不及待地开始吃奶,随后又变得焦躁不安,接下来就会呕吐了。当他的胃用力将食物推动过幽门时,外观可见到腹部上方出现波浪一样地收缩。

3. 宝宝幽门狭窄的治疗

如果你怀疑宝宝是幽门狭窄,要马上带他去医院。医生会先向你询问宝宝的症状并给他做个B超检查。医生还可能会给宝宝验血,看他的电解质水平是否正常,也许还会给他做个钡餐透视,先给宝宝喝硫酸钡溶液,然后再拍片观察幽门的运行状态。

如果图像显示宝宝的确患有幽门狭窄,就需手术治疗。这种手术叫做幽门环肌切开术,是要在幽门肌上开一个口,只需切开幽门包块而不伤及黏膜。幽门环肌切开术非常有效并且安全,幽门的功能在手术后很快恢复正常。通常第二天就不用再输液,可以吃奶,宝宝几天后就能恢复正常饮食了。

4. 胃食管反流

胃食管反流通常是食管括约肌薄弱或功能不稳定的结果,食管括约肌就是连接食管和胃的一个瓣膜。胃食管反流在婴儿中并不常见,大约3%的婴儿会出现胃食管反流。如果宝宝经常吐奶,吐奶时每几分钟就要吐1次,而且宝宝表情痛苦,那么他可能患有胃食管反流。胃食管反流就是胃内正在消化的食物经常性上涌,它会使宝宝感觉很不舒服,一些宝宝因为疼痛失去食欲。胃酸反流进入食管会使喉咙受伤,留下瘢痕。如果胃食管反流情况严重,甚至会导致吞咽困难。

5. 胃食管反流怎么治

给宝宝喂奶时,尽量直立抱起,在喂奶过程中或喂奶后,轻轻地给宝宝排嗝。如果可以的话,减少每次喂母乳或配方奶的奶量,也可能会有所帮助。你可以通过增加喂奶次数来补偿每次奶量的减少。对于配方奶喂养的孩子,你也可以尝试在食物中加一些婴儿米粉,或者试着吃那些已经混合了米粉的婴儿食品。随着食管括约肌发育得更强健,大部分患有胃食管反流的宝宝在1岁之内会自己好起来的。

抗酸药对有些胃食管反流的宝宝会立即起效,大部分宝宝也能够耐受儿童剂型的碳酸钙制剂来抗酸。

6. 小儿肠梗阻

新生儿时期的肠狭窄与肠闭锁引起肠腔不通是严重的疾病,婴儿在出生后1天就开始出现呕吐,而且是越呕吐越剧烈,可能吐出唾液、奶块、黄绿色的胆汁、肠液,甚至是大便样的东西。小儿的全身情况恶化,没有胎粪排出,或仅有很少胎粪,或有青灰色的黏液样物排出。如梗阻位置高,腹部可能不膨胀,反之可出现腹胀。此病治疗效果的好坏在很大程度上取决于早期发现。

肠旋转不良,患有肠旋转不良的小儿和正常新生儿一样,在24小时内就排出墨绿色的胎粪,吃奶也很好。但是到了出生后第3~5天,却开始出现呕吐,次数多少不一,时轻时重。有些小儿呕吐可自行缓解一段时间。

7. 幼儿呕吐

幼儿呕吐的原因与新生儿、小婴儿有较大的区别。常见的原因有消化道疾病,包括急性胃肠炎、肠梗阻等;中枢神经系统疾病,例如颅内感染或其他原因引起颅内压增高时,均可发生呕吐,这种呕吐性质为喷射性呕吐;全身感染性疾病,一些消化道外的感染性疾病在成年人不会引起呕吐,但在小儿却容易发生呕吐,如呼吸道感染、败血症等。

周期性呕吐,这是一种反复发作、阵发性的呕吐。发病原因尚不清楚。好

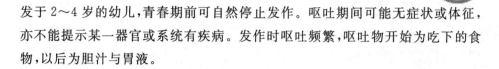

发于 2～4 岁的幼儿,青春期前可自然停止发作。呕吐期间可能无症状或体征,亦不能提示某一器官或系统有疾病。发作时呕吐频繁,呕吐物开始为吃下的食物,以后为胆汁与胃液。

8. 减少婴儿吐奶的技巧

吐奶的孩子往往吃奶速度很快,尤其在吃奶开始的几分钟内,这些孩子吃奶量也比一般孩子要多。因此,要避免给孩子过度喂养和吃得过快,在吃母乳开始时可以用食指和中指夹住奶头,以控制吃奶速度不要太快。避免哭闹时喂奶或其他刺激性事物使孩子分心,保持哺乳时平静、安逸和愉快。用配方乳喂养的孩子在哺乳期间每 5 分左右让孩子嗳气 1 次,避免躺着给婴儿哺乳。在哺乳后应将孩子呈直立位靠在妈妈怀中或是放在婴儿座椅上。此外,在宝宝比较饿的时候哺乳也可以减少吐奶的发生。

9. 呃逆的应对办法

如果婴儿在哺乳期间出现呃逆,孩子会变得烦躁和哭闹不安,这时可改变一下孩子的位置,试着改变孩子喂奶的姿势,使孩子放松并使胃内的气体放出来,等到他呃逆停止时再重新开始哺乳。如果呃逆持续时间较长不能停止,给他喝些热水来缓解。对于经常呃逆的孩子,最好在他安静或有明显饥饿时再喂奶,这样做可以减少哺乳期间呃逆的发生。

10. 小儿呕吐的治疗

孩子呕吐时大人不要慌乱,尽可能让他俯卧或侧卧,这样可以避免呕吐物被吸入气管。当孩子持续性呕吐时,可以通过尿量多少、皮肤的干燥或弹性来判断孩子有无脱水,如果脱水非常严重,就会威胁生命。为防止脱水,应确保孩子饮用足够多的水分,以补充因呕吐丧失的水分,如果继续呕吐,应及早就医。在呕吐的最初 24 小时内,避免让孩子进食不容易消化的食物,鼓励孩子多饮水或口服补液盐。

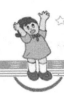

第十三章 腹 痛

一、引起小儿腹痛的原因

1. 不同原因引起的腹痛

小儿腹痛是小儿常见的症状,1岁以内小婴儿腹痛的主要表现就是哭闹,常见的原因可能是对牛奶蛋白质的过敏,肠道蠕动过快或腹内吞入了大量气体产生腹胀等。大一点的幼儿,尤其学龄前或学龄儿童经常会自述肚子痛,过一会腹痛大多会自行消失,这种形式的腹痛在当今很流行,由于生活节奏的加快,孩子们在无形中承受着来自各方的压力,正是由于这种压力、紧张和焦虑导致肠痉挛,这在日常儿童保健门诊中十分常见。在少数情况下一些肠道的异常病症需要在医生指导下进行诊断,如肠套叠、阑尾炎、急性胃肠炎等,但这些疾病发生的几率比前者显然要少得多。

2. 小儿腹痛的内、外科之分

小儿腹痛的原因很多,既可以是内科疾病,如受寒、饮食不当、疲劳过度、紧张、各种内脏器官和胃肠道炎症等;也可是外科疾病,如肠套叠、肠梗阻、肠扭转、急性阑尾炎、胃肠道穿孔、结石等急腹症。小儿腹痛内外科疾病的治疗原则区别很大,由于腹痛往往是一些小儿疾病早期的惟一症状,而小儿对疾病症状的描述又多不完整清楚,所以医生和家长应善于观察小儿腹痛的特点,这对及时确诊和合理治疗有着非常重要的意义。

3. 内、外科小儿腹痛的一些特点

一般来说,小儿外科急腹症绝大多数是先腹痛,到了引起病变局部炎性坏死之后,才出现发热;而感冒、肠炎、菌痢等也可引起腹痛,但腹痛前往往孩子已经发热。

外科疾病引起的腹痛多为绞痛,小儿难以忍受。如肠梗阻、肠套叠腹痛发作时,患儿会出现口周青紫、哭闹不停等疼痛难忍的表现。内科疾病引起的腹痛多为钝痛或隐痛。

疼痛部位是否固定,一般内科疾病引起的腹痛,疼痛部位不固定,如感冒引起的肠系膜淋巴结炎、肠炎、菌痢而致的腹痛,痛的部位常会发生变化。外科急腹症不仅疼痛部位固定,而且多疼痛剧烈;肠套叠、肠扭转等疾病引起的腹痛的部位也都比较固定。

4. 小儿腹痛的护理重点

小儿腹痛时不可随意给孩子服止痛药,以免掩盖病情,给医生的诊断带来困难而延误治疗。如果孩子腹痛严重,怀疑急腹症,如急性消化道穿孔、急性肠梗阻等,应暂停进食,以减少食物、消化液自穿孔部位漏入腹腔。如果孩子呕吐,应将其头转向一侧,以防止小儿哭闹时不慎将呕吐物吸入气管。不要随意按揉或热敷孩子腹部,以免加重病情,引发危险。如果孩子伴有高热,可冷敷等方法降温,以减轻孩子的不适;留意并记录孩子腹痛开始的时间,腹痛的部位及其转移情况,腹痛时的表现及排便情况等,为医生诊断提供线索。

5. 小儿腹痛与疾病

菌痢性腹痛,腹痛多发生于脐周围或左下腹,为阵发性,同时伴有频繁腹泻、畏寒、发热、惊厥、呕吐等症状;排黏液便或脓血便,左下腹有压痛感,粪便量少、黏液状,可查到脓细胞。

肠梗阻腹痛,初为阵发性绞痛,后可转为持续性疼痛,阵发性加重。因梗阻部位不同,呕吐出现有先后之分,并有腹胀、不排气、不排便等现象。

阑尾炎腹痛,除腹痛外,同时还出现消化道症状,如恶心、呕吐、腹泻等。此

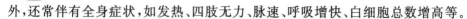

外,还常伴有全身症状,如发热、四肢无力、脉速、呼吸增快、白细胞总数增高等。

蛔虫病腹痛,其疼痛部位多在脐周围或上腹部,伴有拒食、精神与营养状况差和偶尔解大便带出蛔虫等。由于现在很少再给农作物施用粪尿肥,再加上大多家庭卫生条件明显改善,近年来城市儿童蛔虫病的发病率很低。

6. 什么是小儿肠套叠

此病好发于2岁以下的婴幼儿,尤以5～9个月的婴儿多见。肠套叠是因为小肠或大肠异常蠕动,或其他原因使肠管发生套叠造成的肠阻塞。造成异常蠕动的原因可能是食物、病毒、肠内息肉等原因。

肠套叠典型症状包括腹痛、呕吐及血便,但有时仅出现其中一二种症状。开始时腹痛为间歇性的,在间歇期间好像很正常。发病较久者,腹痛持续,剧烈哭叫,可能会有腹胀或腹膜炎表现。治疗要到医院以钡剂灌肠做肠道复位。

7. 小儿疝气

还没出生的胎儿,腹部与阴囊是相通的。正常情形下,出生以前这条通道会自行关闭。如果没有关闭,使得腹腔内的肠子可以跑到阴囊内或腹股沟的位置,这就是腹股沟疝气。小儿腹股沟疝气男女之比约为4∶1,由于位于腹腔与阴囊之间的腹鞘状突在发育时未能闭合,导致腹内的肠子有机会掉落在阴囊内,特别是在哭闹,解大便等腹腔压力增加时更容易发生,女性的疝气则是由腹腔延伸至大阴唇处。

8. 小儿疝气的处置

疝气可能在出生后数天、数月、数年后发生,外观上是一个无痛性的肿胀,出现在腹股沟或阴囊内。小孩子哭闹或咳嗽时,在腹股沟处有一个鼓起的块状物,有时可延伸至阴囊或阴唇,往往在卧床休息或睡觉时肠子会缩回腹腔。有的孩子随年龄长大,上述症状慢慢消失。有时肠子进入阴囊内之后,无法再推回去,而产生嵌顿。严重者,肠子会形成扭结坏死,而发生生命危险。手术是小儿疝气最有效的治疗方法。若有疝气发生,应当及早治疗,以免疝气囊之内容物发生坏死,增加手术的困难与生命的危险。

二、小儿肠痉挛

1. 认识小儿肠痉挛

肠痉挛并不是一种独立的疾病,而是功能性腹痛的一种表现,肠痉挛多因肠壁缺血或支配肠壁肌肉的神经兴奋而引起的。肠痉挛常常表现为突然发生的一过性腹痛,多没有固定的疼痛部位,有时比较轻,有时疼痛难忍,但大多可自然缓解。实际上肠痉挛和游泳时腿肚子抽筋一样,是由于血管痉挛引起供血不足,最后导致肠壁肌肉抽筋,引起疼痛。血管痉挛、缺血及肠壁肌肉抽筋可形成恶性循环,直到肌肉疲劳不能再紧张,痉挛就可自然缓解。

肠痉挛多因过敏因素引起,吸入了混在灰尘中的过敏物质,吃了以前从未吃过的虾、蟹或含较多奶类的冰激凌,都可引起肠道过敏性痉挛而发生腹痛。还有一部分是因为孩子长时间处于压力和紧张状态下所引发。

2. 如何减少肠痉挛的发生

如果孩子的腹痛只是偶尔发生或发生次数并不频繁,一般不用服药治疗,大约经过几分钟或十几分钟,甚至数秒钟,腹痛往往会自然缓解。如腹痛的症状连续几天,或一天之内疼痛发作多次,甚至因腹痛影响孩子的学习和正常生活,这时就需要给孩子服用解痉药及抗过敏的药物。同时还可采取一些临时止痛措施,包括腹部的局部保暖,应用暖水袋,按摩或针灸等方法。注意婴儿的喂奶量不可过多,牛奶中加糖量也不宜过多。必须注意腹部局部的保暖,防止腹部受凉。对于由于压力、紧张和焦虑导致的肠痉挛,家长应当注意调整与孩子的交流方式,多给出时间让孩子自由活动,让孩子放松下来。

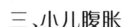

三、小儿腹胀

1. 肠内空气引起的腹胀

　　6个月大之前的宝宝，肠道的肌肉较薄，且肠道的发展也尚未成熟，肠胃的蠕动就不像成人运作的那么顺畅，所以容易造成腹胀。此外，无论母奶或是配方奶都是属于较易产生气体的食物，因此乳汁进入胃肠，气体停留在这些器官的机会就会增加，使宝宝肚子鼓鼓胀胀的。另外，再加上宝宝吸奶时吸进过多的空气，更会使肠道内充满了空气而引发胀气的症状。这种因空气所引起的胀气，腹胀的时间通常不会太久，且宝宝大多会自行利用呼吸与放屁的方式将空气排出，也可观察宝宝的饮食与排便状况来做初步判断，倘若一切正常，就不需要太过担心由于空气所引起的胀气问题。

2. 疾病伴随的腹胀

　　如果宝宝出现发热、拒食与精神不好，就要格外注意，腹胀可能是一些疾病的征兆。例如宝宝在出生后不久腹部就鼓起，并伴随吃不好与活力变差等情况，就要考虑到胎儿期肠道发育出了问题，出现了肠扭转。此外，有的新生儿因为肠管较细，容易被胎儿粪便塞住而造成腹胀，这时也会出现吃不好、呕吐和活力变差等情况，治疗方式通常会先刺激宝宝肛门，增加肠胃的蠕动并排出大便，以缓解腹胀问题。此外，肠胃炎、便秘、消化不良或腹泻等问题也会让宝宝胀气，因此需要更加仔细地观察。

四、婴幼儿轻度胃肠功能紊乱

1. 什么是婴幼儿轻度胃肠功能紊乱

　　在婴幼儿的喂养过程中，年轻的父母经常遇到一些"头痛"的问题，比如孩子频繁地溢奶、吐奶，夜间不明原因的哭闹，腹泻，便秘等，经过临床医生的检查找不到明确的病因。出现这种情况一方面患儿感觉不舒适，严重时还会影响生长发育；另一方面父母会因此产生烦躁、焦虑。这种情况多属于婴幼儿功能性胃肠病范畴，是指婴幼儿有消化道症状，但无法用器质性病变或生化异常来解释的轻度消化道功能异常，包括肠痉挛、便秘、溢乳、腹泻等。

2. 婴幼儿轻度胃肠功能紊乱饮食疗法

对于婴幼儿轻度胃肠功能紊乱，饮食治疗是安全、有效的首选治疗手段。所谓饮食治疗就是针对性地选用特殊配方奶粉代替普通配方奶粉来达到缓解症状的目的，比如通过提高配方奶中乳糖含量、镁含量，调整适当乳清蛋白和酪蛋白比例，可以促进粪便软化，缓解便秘症状。用特殊处理的玉米淀粉作为奶粉增稠剂，能有效防止反流，缓解溢奶症状。通过去乳糖配方，可以避免乳糖不耐受造成的渗透性腹泻等。接受饮食治疗后大多数婴儿轻度胃肠功能紊乱的症状会得到缓解。

第十四章 小儿惊厥

一、对小儿惊厥的认识

1. 小儿为什么会发生惊厥

惊厥就是人们所说的"抽风",是小儿常见的急诊,尤其多见于婴幼儿,表现为突然的全身或局部肌群呈强直性和阵挛性抽搐,常伴有意识障碍。小儿惊厥的发生率很高,6 岁以下小儿惊厥的发生率为成人的 10～15 倍,5％～6％的小儿曾有过一次或多次惊厥史。

婴幼儿大脑皮质发育未臻完善,抑制功能较差,神经髓鞘未完全形成,绝缘和保护作用差,受刺激后,兴奋冲动易于泛化。婴幼儿血脑屏障功能差,各种毒素容易透入脑组织。此外,某些特殊疾病如产伤、脑发育缺陷和先天性代谢异常等较常见,这些都是造成婴幼儿期惊厥发生率高的原因。惊厥频繁发作或持续状态危及生命或可使患儿遗留严重的后遗症。

2. 高热惊厥

上呼吸道感染、急性扁桃体炎、肺炎及传染病早期等急性感染性疾病高热时,中枢神经系统兴奋性增高,神经功能紊乱而致的惊厥,称为高热惊厥。小儿高热惊厥好发年龄为 6 个月～3 岁,3 岁后发作频度减低,6 个月以下和 6 岁以上的孩子极少发生。惊厥由上呼吸道感染引起的约占 60％,常在病初体温急剧升高时发生,体温常达 39℃～40℃,或 40℃以上,体温愈高抽搐的机会愈多。惊厥为全身性抽搐伴有意识障碍,抽搐时间短暂,数秒至数分钟,一般不超过病 5～10 分钟。

高热惊厥的孩子常常可以多次发作,初次发作的年龄越小,以后复发的可能性越大,且女孩较男孩更易复发。随着发病时间的推移,复发会逐渐减少,初次发作后两年半内应特别注意预防复发。小儿高热惊厥往往有既往高热惊厥史和家族遗传史,预后多良好。如果高热惊厥控制不好或 4 岁后仍有发作容易转变为癫痫。

3. 婴儿痉挛症

婴儿痉挛症是小儿癫痫全身性发作的一种特殊类型。病因复杂,部分患儿可以是产伤、脑缺氧、苯丙酮尿症、各种颅内感染及先天性代谢或发育异常等引起。

婴儿痉挛症典型发作为头与躯干急骤前屈,上肢前伸,然后屈曲内收,下肢屈曲或直伸,伴随短暂意识丧失。少数为突然点头样抽搐,或头向后仰,身体后弯曲呈角弓反张状。每次抽搐持续 1～2 秒钟,经数秒缓解,然后再次抽搐,往往呈一连串发作。常在入睡前或刚睡醒时发病,每日数次,数十次,甚至上百次,亦可数日 1 次,发作停止时往往喊叫一声,多在 1 岁以内发病,3～7 个月的宝宝发病最多,随着年龄增长,发作渐渐减少。

4. 小儿癫痫

癫痫,俗称"羊角风",是一种由多种原因引起的发作性疾病,在小儿中并不少见。癫痫发作时其表现不一,有的是全身性发作,有的是局部性发作,在全身或局部发作时也不尽相同。去医院诊治时家长必须向医生详尽地描述发作时表现,以有助于诊断。

脑电图是诊断癫痫的一种主要检查方法,阳性率在 60％左右,如果做 24 小时动态记录,则可提高诊断的阳性率。有时要作出病因诊断会比较困难,有些病例经过各方面的检查病因仍然不明。

5. 颅内感染

可由细菌、病毒等侵入中枢神经系统,引起脑膜和脑实质的损害及脑水肿。流行性脑脊髓膜炎常见于冬春季,乙型脑炎多见于夏秋季,而病毒性脑炎及结核性脑膜炎常年散发,脑脓肿通常有如中耳炎、败血症及青紫型先心病等前驱病。

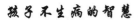
颅内感染患儿有发热、头痛、呕吐、嗜睡、惊厥及昏迷等临床表现,常有脑膜刺激征和锥体束病理征出现。脑脊液检查对流行性脑脊髓膜炎、乙型脑炎、病毒性脑炎、结核性脑膜炎、新型隐球菌脑膜炎具有诊断价值。脑脓肿者常有急性感染的症状和体征,颅内高压及定位体征,做头颅 CT 检查可明确诊断,并可确定病变部位与大小。

6. 脑炎、脑膜炎

脑炎、脑膜炎是小儿时期神经系统最常见的感染性疾病,病原体很广泛,包括细菌、病毒、真菌、寄生虫等,常见的还是细菌及病毒。当炎症累及到脑膜时,由于炎症使颅内压升高,婴儿前囟门饱满而突出。医生检查时常常发现小儿颈项强直,即将头向前屈曲时下颌不能触及前胸,这种现象说明脑膜受到炎症的刺激,有助于脑膜炎诊断。当炎症主要是侵犯到脑实质时会发生脑炎,脑炎时以嗜睡、神志不清或昏迷为突出症状。有时两者兼而有之,医生诊断为脑膜脑炎。脑炎或脑膜炎,其全身症状是相似的,如发热、头痛、呕吐、嗜睡、精神萎靡甚至抽搐,患儿年龄越大,上述症状越明显。

二、小儿惊厥的紧急处理

1. 小儿惊厥的家庭急救

如果孩子以前有过高热惊厥史,发热时一定要注意其表情,一般抽风发作前,小儿多有神情呆板、直眼、局部肌肉抽动或烦躁不安、胡言乱语等现象。如果出现这种现象,父母就要做好心理准备了。抽风发作时,父母保持镇静,千万不可哭叫或摇晃孩子,让孩子静卧在床上,用拇指按压其"人中穴",多可缓解症状。人中穴位于上唇正中与鼻中连线的中点。抽风发作时可以在孩子的上下门牙之间放一个缠了纱布的压舌板,以免抽风时咬伤舌头。做到一边抢救一边送医院,以进一步寻找病因和积极治疗。

2. 小儿癫痫治疗的注意点

一旦小儿确诊为癫痫,用药一定要按照医生处方来进行,治疗过程中家长应配合医生,应定期服药并按照医生的嘱咐调整药物的种类及剂量。原则上以最少的药物、最小的剂量控制发作为前提。服药时期应自发作控制后持续2~4年,然后在1~2年内逐渐减量、停药。

癫痫未完全控制前有随时发作的可能,所以严禁游泳、攀高、骑自行车或在河边玩,过马路要遵守交通规则,以防意外事故的发生。若癫痫患儿智力正常,应上学读书。平时生活要有规律,保证充足的休息和睡眠时间。避免不良因素,如进食过多、过度疲劳、异常兴奋等。

三、一些原始反射的生理意义

1. 观察原始反射的意义

刚出生婴儿的神经系统尚未成熟,有些动作的产生并非由大脑来支配。新生儿的身体功能及对外界刺激的反应,主要是靠脑干及脊髓的反射动作,随着成长时间的延伸,神经纤维逐渐完成连接,大脑在成熟后才会有较复杂及有意义的动作出现。因此,新生儿的某些动作并不属于有意识的反应,而是一种单纯的原始反射。这些原始反射对于测试小儿神经系统是否异常有一定帮助。

2. 如何对待原始反射异常

刚出生的婴儿经常会出现一些令父母困扰的状况,但只要新生儿吃和睡正常,活动力良好,逐日长大,父母大可宽心面对。对于婴儿偶发的一些抖动样的动作,父母应预先观察,注意是否有一些合并的状况,例如活动力差、进食情形不佳或眼神异常,发生频率是否很高。一般生理现象或偶发的异常,经过一段时间观察,大多会自然消失。某些反射若不明显,父母也不必着急,应给予一段时间的观察。

3. 寻觅反射

妈妈用手指头轻触小婴儿某一边的脸颊、嘴唇或嘴角,不论宝宝醒着或是睡着,他都会张口并把脸转向妈妈碰触的哪一面,试图寻找碰触的来源。轻触上嘴唇,宝宝的头会后仰,轻触其下嘴唇,宝宝会将下巴向下压,这些反应就是寻觅反射。该反射会随着孩子渐渐长大而消失,尤其清醒时的寻觅反射消失得更快,大约 6 个月前后会完全消失。

如果孩子有先天性神经肌肉异常,或产伤造成新生儿神经伤害麻痹等,这些跟哺育有关的反射对于足月产出的小婴儿来说,或者是持续时间过长或者是消失后重新出现。

4. 吸吮反射、吞咽反射

吸吮和吞咽反射,当宝宝还在子宫里,他就会自动地吞咽羊水。出生后,将任何类似乳头状的东西、奶嘴、甚至是大人的手指头,放进宝宝嘴里,他都会做出吸吮动作。喝奶时,则是吸吮和吞咽反射同时进行。此外,呼吸反射,重复地、有节奏地吸气和呼气,功能是提供身体氧气和呼出二氧化碳,这是每个宝宝必备的能力。眨眼反射,和大人一样,当强烈光线照射或者异物靠近眼前时,眼皮会迅速闭上,保护眼睛。

5. 抓握反射、爬行反射

抓握反射,当手指或者其他物品放在宝宝的掌心时,宝宝的手指会向内靠拢,将东西握住,这是刺激宝宝的触觉、探索世界的重要途径。抓握反射能力的消失,象征着神经发育很正常,自主的抓握动作开始取而代之,爸妈可以观察到宝宝反被动为主动,好奇地抓取伸手可及的有趣物品,并于半岁左右逐渐懂得放手、换手。

爬行反射,当宝宝腹部朝下趴着,用手在宝宝的一边脚掌施力,宝宝的手臂和两脚会呈现韵律性地运动,像爬行一样,但在 3~4 个月时便消失。6~7 个月,再次出现类似爬行的自主动作,这时爸妈如果放个让宝宝感兴趣的玩具在前方,宝宝就会奋力地手脚并用,试图拿取,8 个月以后就能掌握匍匐前行,甚至掌握爬行的技巧。

第十五章 脑性瘫痪

1. 什么叫脑性瘫痪

小儿脑性瘫痪，简称脑瘫，它可能是胎儿在母体怀孕晚期、出生时、新生儿初期发生脑部伤害所致。多数伤害都是在出生之前或分娩时发生，早产儿或出生时体重少于 1 500 千克的婴儿，最容易发生脑瘫。严重的脑瘫患儿会有智力不足，肢体抽搐及视觉、听觉、语言功能障碍等。

脑瘫患儿身体的姿势稳定性差，在运动时或静止时姿势别扭，左右两侧不对称，有些严重的脑瘫患儿头不能像正常的孩子那样处于竖直正中位置，而是习惯于偏向一侧，或者左右前后摇晃。某些孩子可能出现单侧或双侧肢体痉挛性的僵硬，因而造成难以正常活动的情况，这种情况通常都会在患儿 6 个月时开始出现。

一般直到患儿出生几个月才能发现他患有脑性瘫痪，这时已不算早期了，父母如果发现自己的孩子行为异常，应及早去医院诊断，千万不要拖延，抓紧治疗和训练，治疗和训练越早，恢复得越好。

2. 孩子发生脑性瘫痪的原因

一般可以根据孩子出生前、中、后的不同时间来确定病因。出生前主要是胎儿期的感染、缺氧、发育畸形和一些先天遗传病和母亲妊娠早期发热感染、X线照射、抽烟饮酒、妊娠中毒症、糖尿病或腹部外伤等。如果孩子在出生时吸入过多的羊水造成羊水堵塞、胎粪吸入、脐带绕颈等都可引起胎儿窒息，导致脑缺氧缺血。而在出生后发生的严重感染、黄疸、外伤、颅内出血、各种原因的抽风等因素都是造成孩子发生脑性瘫痪的危险因素。

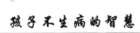

3. 怎样才能及早发现脑瘫

早期发现婴儿是否有脑瘫是非常关键的,它决定了婴儿是否能及时得到治疗和预后的好坏。脑瘫的婴儿一般运动功能的发育明显落后于正常同龄婴儿,如1个月不会抬头,2个月还不会笑,4~5个月还不能翻身,8个月不会坐,不会抓东西,更不会把东西放在自己的嘴边,1岁多还不能行走或说话等。

在脑瘫患儿中,并不是所有的婴儿都表现为肢体发软,有的婴儿虽然坐立行走不便,但肢体很硬,被大人扶着站起时双下肢像棍子一样发直或双腿像剪刀一样交叉。有的婴儿表现为双手发抖或双手不停地颤动,这些症状的出现都表示婴儿可能患有脑性瘫痪。

4. 脑瘫患儿卧位和坐位的反应异常

除以上所描述的运动功能的发育明显落后于正常同龄婴儿外,还可以通过俯卧位和坐位的反应来判断是否患了脑性瘫痪。正常儿俯卧位时呈现双上肢向上支持身体的姿势,头抬起;脑性瘫痪患儿双上肢表现为软塌塌的样子,很难把身体支撑起来。取坐位姿势时,正常儿坐时能坐稳,稍放手亦可坐立;而脑性瘫痪患儿不稳定和两上肢不随意运动明显。如轻轻推头倒向后方,正常儿则呈弓背取防御姿势,脑性瘫痪患儿则会顺势"叭哒"倒下。

5. 脑瘫时神经反射的异常出现

抓握反射:检查者在婴儿下肢方向,叫婴儿握住检查者两侧拇指。脑性瘫痪患儿抓住拇指不放,抬起上身;正常儿则在上体抬起前放松拇指。

踢蹬反射:婴儿仰卧位,检查者以一侧手掌来按压脑性瘫痪患儿膝部时,另一侧下肢会做踢蹬运动;而正常儿看不到这种运动。

踏步反射:检查者扶住婴儿两侧腋下保持立位,正常儿两下肢稍分开,足底着地立;脑性瘫痪患儿则以足尖立,而两下肢交叉,像有意识地踏步。

6. 脑瘫患儿的及早康复治疗

虽然脑性瘫痪无药可医,也要尽可能保持耐心并加以康复治疗,这样可使患儿的情况有所改善。脑性瘫痪症状轻微的患儿通常可以上学,但是症状较为严重的患儿,则需要接受特殊教育。有的新生儿可以学游泳,可以做按摩,这对有脑损伤的小孩子来说是一个非常好的措施。新生儿出院 1 个月左右的时候游泳,或者做其他被动体操,可以减轻脑损伤程度。如果早期做,会减少后遗症的发生,在还没有出现脑瘫症状的时候就进行干预会效果良好。脑性瘫痪轻微或中等程度的患儿的存活率几乎与正常婴儿无差异。

第十六章 小儿遗尿

一、孩子遗尿的原因

1. 大多数孩子尿床是正常现象

一般说来,宝宝在1岁至1岁半时,就能在夜间控制排尿了,尿床现象已大大减少。但有些孩子到了2岁,甚至2岁半后,还只能在白天控制排尿,晚上仍常常尿床,这依然是一种正常现象,大多数孩子3岁后夜间不再遗尿。遗尿症是指5岁以后每周至少有一次遗尿者,但不包含偶然一次的尿床。

引起尿床的原因很多,对于大多数尿床的孩子而言,尿床是一种功能性的问题,尿床通常是由于孩子膀胱的容量小,不足以保存整夜的尿量,或者在膀胱充盈时尚无清醒的能力。只要父母注意看护并去除生活中可能造成孩子尿床的因素,孩子尿床是可以纠正的。有一些孩子尿床有遗传因素,这种情况大多发生在男孩中。

2. 遗尿的基因学研究

遗尿与遗传有密切关系,父母亲均有原发性遗尿史,儿童发生遗尿的几率达77%,父母亲中一人有原发性遗尿史,儿童发生遗尿的几率为44%,父母亲均无遗尿史,儿童发生遗尿的几率仅为15%。遗尿通常与儿童许多睡眠问题并存,遗尿可增加其他睡眠问题的发生率,遗尿越严重,睡眠问题也越多。

3. 遗尿孩子应排除的疾病

孩子夜间尿床可能与膀胱充盈时清醒的能力发育缓慢有关。此外,尿路感染或沐浴液刺激尿道,或者对某些食物过敏也会诱发孩子夜间尿床。尿道结构异常,例如膀胱非常小,膀胱颈部部分梗阻或控制排尿的肌肉不能合理收缩,以及便秘导致直肠产生更大的压力压迫膀胱,都是孩子夜间尿床的原因之一。

小儿遗尿还有一些是因"懒惰性膀胱综合征"在作怪,这种小孩白天很少上厕所,到了晚上反而尿床。如果白天上厕所次数少于 4 次,就可能患有懒惰性膀胱综合征。针对这些患儿,应在白天进行每 2～3 个小时定时排尿训练,这样,可以使部分患儿不再尿床。

4. 中医学认为小儿遗尿与肾气不足有关

小儿夜间遗尿,在中医来说,主要是由于肾气不足所造成的。所谓小儿的肾气不足,和成年男子的肾气虚并不一样,成因也不一样。小儿肾气不足多是先天性的,主要是遗传所致。先天肾气不足的小儿,脸色也较差,他们大多数在 3 岁以后才被发现,这些小孩子不宜冰冷的饮食,冷饮会伤害他们的肾气,应该避免。

另一导致小儿遗尿的原因是脑中"醒觉神经中枢"反射较迟钝,这样的人睡得很甜、很沉,但从睡梦中转醒"不灵敏",中药以开窍药直捣神经中枢,常见的开窍中药是石菖蒲。

二、小儿遗尿的治疗

1. 正确对待孩子遗尿

经常尿床的孩子往往胆小、敏感、易于兴奋或过于拘谨。所以,父母还应从培养孩子的性格入手来纠正尿床现象。可以将其视为一件自然和微不足道的小事,不要给孩子重新使用尿布,也不要谴责或惩罚孩子。父母可在孩子经常

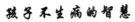

尿床的时间提前一些叫醒孩子排尿。每天晚上入睡前先排尿,夜间父母对孩子的"表示"要能作出及时反应,白天不要让孩子玩得太兴奋,以防孩子因睡得沉而尿床,孩子太疲劳时更要及时把尿。对经常尿床的孩子,晚饭要吃得淡一些,晚上应少饮水,也不要吃水分较多的水果。

2. 遗尿孩子的饮食疗法

我国民间多年来以饮食疗法来治疗小儿遗尿,有两个简单实用的饮食疗法可以试一试。一是山药糕。用料为山药250克,山萸肉5克。山药洗净后去皮,捣烂如泥,加入山萸肉蒸熟,吃时加少许白糖,每日当点心吃,食量多少不限。二是莲子羹。莲子、板栗肉、茨实,鸡蛋1个,盐少许。将莲子、板栗肉、茨实研磨成细末,每次取30克,放入碗中加盐拌匀,打入鸡蛋,加清水少许,搅至起泡,入锅蒸成羹即可,空腹食用,每日1次,连食5～7天,以后每周1剂。

第四部分
婴幼儿常见病防治

第十七章 小儿常见病的正确认识

1. 首先确定疾病的严重程度

对儿童疾病认识首先是对患儿病情的危重情况有个基本判断,包括询问病史和进行身体检查,即通过儿童的主要症状来确定患儿疾病的严重程度,如极重症则需要紧急转诊或住院治疗,一般疾病可在卫生院治疗,而仅有单纯的症状,或无明显疾病,则可教会母亲如何在家中观察、护理小儿和何时应该复诊。

在 2 个月至 5 岁患儿的疾病管理中,首先检查确定有无危险体征。若无一般危险体征则可对患儿的主要症状进行评估和分类,如咳嗽、腹泻、发热等。同时测量体重和体温,对营养状态和贫血等进行分类,检查患儿的免疫接种和维生素补充情况等。孩子出现以下任何一项危险症状时,都需要紧急送医院甚至转诊,见表 17-1、17-2、17-3。

表 17-1 小儿常见病危险症状

患儿分类	症 状
任何患儿	①不能喝水或喂母乳
	②病情加重
	③发热
咳嗽的患儿	①呼吸增快
	②呼吸困难
腹泻的患儿	①脓血便
	②喝水差

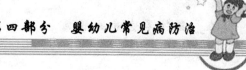

表 17-2　婴幼儿腹泻脱水的分类和处理

临床表现	分类	处理
具有以下两项体征： ①嗜睡或昏迷 ②眼窝凹陷 ③不能喝水或喝水差 ④皮肤恢复原状非常缓慢	重度脱水	①患儿无其他严重情况，按重度脱水补液 ②若患儿有其他严重情况，立刻紧急转诊，并嘱咐母亲在途中经常给予口服补液盐，继续母乳喂养
具有以下两项体征： ①烦躁和易激怒 ②眼窝凹陷 ③喝水很急，烦渴 ④皮肤恢复原状缓慢	有些脱水	①补液并给予食物 ②若患儿有其他严重情况，立刻紧急转诊，并嘱咐母亲在途中经常给予口服补盐液，继续母乳喂养 ③指导母亲如何观察病情 ④5天后复诊
无脱水体征	无脱水	①在家中补液并给予食物(继续母乳喂养) ②指导母亲何时需要立刻复诊 ③若无好转，5天后复诊

表 17-3　小儿呼吸增快的识别与处理

患儿年龄	呼吸增快	处理
2个月以下	60次/分钟或以上	给予5天适宜抗生素
2~12个月	50次/分钟或以上	给予适宜的药物减轻咽痛和缓解咳嗽 指导母亲出现危险症状立刻复诊
1~5岁	40次/分钟或以上	督促2天后复诊

2. 评估结果的指导意义

呼吸增快往往提示小儿患有肺炎，应该引起家长重视，尽快就医。

急性水样腹泻可引起脱水和营养不良，严重时可导致死亡。

当孩子出现以上任何一项儿童疾病的危险症状时，必须马上就医。

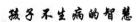

3. 儿童疾病综合管理

目前,发病率高对儿童危害大的小儿常见疾病,有上呼吸道感染、肺炎、腹泻等,这些疾病都是可以积极预防和有效治疗的,疾病通过综合管理的理念强调对同一儿童所患各种疾病实行全面综合管理,包括保健、预防和综合治疗。

在疾病综合管理实施中,强调医务人员与家长交流中要倾听家长的各种问题,对家长所述的一切,要给予一定的肯定,同时要指导、教会家长如何配合医务人员护理、治疗患儿,如教会母亲或其他家长如何在家中给予口服药和治疗局部感染等。近年来,这一疾病综合管理模式已列入许多国家儿童疾病防治的工作常规,它也是健康教育的重要内容,家庭保健的重要措施。

第十八章　上呼吸道感染

一、宝宝容易患上呼吸道感染的生理学原因

1. 为什么小儿容易患上呼吸道感染

宝宝由于其呼吸系统、免疫系统尚未发育成熟，对外界环境的变化，不能迅速作出很好适应，所以容易被某些病毒、细菌侵袭而导致上呼吸道感染。一旦婴幼儿得了上呼吸道感染，他们的症状反应通常会比年纪较大的儿童及成人严重，主要表现为咳嗽、鼻塞、流鼻涕、发热、恶心、呕吐、腹泻等。

上呼吸道感染是婴幼儿及幼童最常见的疾病，因为普通上呼吸道感染症状较轻，所以常被一般人忽视。但上呼吸道感染如果没有经过适当的治疗，很容易引起并发症，而且并发症的严重程度不一，最常见的是继发气管炎或支气管肺炎。因此，不可忽视幼儿上呼吸道感染，应该及时治疗。另外，小儿上呼吸道感染的症状与一些急性传染病如麻疹、脑炎等的初期表现极为相似，因此常容易出现误诊的情况。

2. 风寒或风热上呼吸道感染的辨证

中医学认为，上呼吸道感染分为不同类型，如发病在冬季、深秋和初春，表现为发热轻、恶寒重，无汗、咳嗽，舌淡红，往往考虑为风寒上感。治疗方法是采用辛温解表，常用的中成药有小儿至宝丸等。如春季、初夏和初秋时得了上感多是感受风热邪气引起的疾病，属风热上感，表现为发热重、恶寒轻、有汗或少汗，舌红，脉数跳动快。风热上感的治疗方法是采用辛凉解表，常用的中成药有

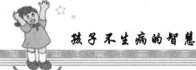

健儿清解液等。此外,还有一种上感为暑热上感,多发生于夏季,发热、头晕,伴有腹泻、呕吐,苔腻,治疗方法是采用清暑解表。

中医药一般可以根据宝宝的发病季节、宝宝的体质,再结合体检做出判断,这对于辨证施治有益处。但即便都是感受寒邪,也常常会因为宝宝体质的不同,而表现出不同的上呼吸道感染类型。可能宝宝上感第一天是风寒感冒表现,第二天则转变为风热感冒了。

3. 如何判断婴儿感冒重不重

如果婴儿嗜睡、非常烦躁,就很可能表明不是感冒这么简单。小婴儿感冒后,如果他鼻子不通气或嗓子痛,可能会哭闹烦躁。但如果他特别嗜睡或精神差,你就要提高警惕。

婴儿上呼吸道出了问题会表现出呼吸不均匀、呼吸困难或呼吸频率过快。可以数数宝宝 10 秒内有几次呼吸;然后把这个数乘以 6,就是他每分钟呼吸的次数了。新生儿的呼吸频率是每分钟 50～60 次,稍大些的宝宝大多是 30～40次。呼吸急促是发热或肺炎所致。

还可以观察他呼吸时两肋之间的那块三角区域会不会塌陷进去。如果宝宝呼吸时,你能清楚地看到他的肋骨,或者你觉得他的胸部凹陷进去了,这是呼吸困难所致。

4. 小儿扁桃体炎

扁桃体是位于咽喉后面两侧的腺体,由淋巴组织组成,其功能为过滤及保护呼吸道和消化道免于细菌或病毒侵入,所以有许多感染的情况都会合并扁桃体炎。扁桃体炎通常与咽炎合并发生,以病毒引起居多,若是细菌则以链球菌居多。

扁桃体炎主要表现为突然发病,头痛、嗓子痛、呕吐、发冷、发热、厌食、倦怠,吞咽时会疼痛。检查时可以看到扁桃体红肿,咽部发红,颈部淋巴结肿大,小婴儿由于扁桃体尚未发育,因此只能看到扁桃体窝充血或红肿。实验室检查白细胞增高,咽喉部培养可找到致病菌。一般来说,如果只是单纯的病毒感染就不需使用抗生素治疗,只需多喝水和对症处理即可,但如果检验证实是由细菌引起感染时,患儿大多需要抗生素药物治疗。

5. "过敏黑眼圈"

早晨起床时打喷嚏、鼻塞、流少许清鼻涕,有时是过敏性鼻炎的表现,如果上述症状每天早晨都会出现,中午过后症状缓解,并且不伴有发热、嗓子痛等症状,那么宝宝得了过敏性鼻炎的可能性就比较大了。

过敏性鼻炎是上呼吸道的过敏反应,主要有鼻痒、流清鼻涕,打喷嚏、鼻塞四大典型症状,而且喷嚏连续打,经常流清水,很可能是对空气中的过敏原过敏。另一种过敏的表现是被称为"过敏黑眼圈"的症状,即一只眼或两只眼睛的下眼皮以下的皮肤上有浅紫色的圈。

过敏性鼻炎可以有季节性,有的是常年发病季节性加重,持续一段时间,没有全身症状,不会乏力、发热,不会有其他的伴发症状。按"咽炎、上呼吸道感染、支气管炎"治疗无效。

6. 上呼吸道感染容易发展成什么病

宝宝容易患上呼吸道感染,中医学认为,这与他们"脏腑娇嫩、形气未充"的生理特点有关。上呼吸道感染虽说是小毛病,但上呼吸道感染通常会向四周发展。向上可以发展为脑炎,向后可以发展为咽炎、咽喉部脓肿,向前发展为鼻窦炎、结膜炎,向两边容易发展为中耳炎;向下发展容易变成支气管炎、肺炎、胸膜炎;向里面发展可导致败血症。其次,上呼吸道感染常常是各种其他病的前驱,上呼吸道感染时抵抗力下降,这时宝宝比平时更可能发展成为麻疹、百日咳、水痘、流感等。

二、小儿上呼吸道感染的治疗与护理

1. 宝宝反复呼吸道感染怎么办

2岁以内的婴幼儿如果每年上呼吸道感染7次,下呼吸道感染(支气管炎、肺炎等)3次;或3～6岁的儿童,每年上呼吸道感染6次,下呼吸道感染2次;或者6～12岁的儿童每年上呼吸道感染5次,下呼吸道感染2次者,均可诊断为小儿反复呼吸道感染。

儿童反复呼吸道感染一般与儿童的营养状况和家庭护理孩子方法不当有密切关系,患有营养不良、佝偻病、缺铁、缺锌的儿童更易反复患有呼吸道感染。如果孩子生长速度过快,喂养不当或孩子经常患病就会造成抵抗力下降。

中医学认为,小儿反复呼吸道感染多为肺卫不足,不能抵御外邪入侵所致。正确利用自然界的各种条件锻炼身体,通过空气浴、日光浴、温水浴锻炼增强体质,提高适应气候变化的能力。

2. 不要用抗生素治疗感冒

普通上呼吸道感染大多是由病毒引起的。事实上,病毒性感染都有自限性,让病毒性疾病"自然痊愈",不进行任何干预,宝宝反而会更健康。

抗生素不仅对普通感冒没有效果,而且在不必要的时候服用,坏处要比好处更多。因为儿童与成人一样,鼻腔和消化道里都携带有一些细菌。如果婴儿服用了抗生素,一些正常的、同时往往具有保护作用的细菌也会被杀死。这样一来,就会孳生新的、更有抵抗力的细菌。它们能够对普通抗生素产生抗药性,从而更难治疗。

3. 经常服用板蓝根能预防上呼吸道感染吗

板蓝根性味苦寒,具有清热解毒、凉血利咽的功效,用于风热上感可能会有疗效,而用于风寒上感就南辕北辙了。板蓝根也不能够预防上感,不能作为家中常备的预防上呼吸道感染药。

预防反复上呼吸道感染的关键是增强宝宝的抗病能力。如果你的宝宝没患有上呼吸道感染,病毒、细菌还没有侵犯他的机体,那么服用板蓝根或其他小儿中成药不会起到预防上呼吸道感染的作用,反而容易苦寒伤胃,造成宝宝食欲下降,消化吸收能力降低,更容易招致上呼吸道感染了。

4. 儿童上呼吸道感染用药宜谨慎

一般治疗成年人和青少年上呼吸道感染的药物不适用于3岁以下婴幼儿，因为不仅效果甚微，还会带来不良反应。治疗儿童上呼吸道感染的药物中通常含抗组胺药和抗充血药这两类主要成分，它们对幼小婴儿生命安全存在一定危险性。为此，最近美国制药公司开始停止销售针对2岁以下儿童的非处方类上呼吸道感染药，并建议用其他方法来代替药物治疗，如多喝水、多关爱或使用维生素等安慰药。

在我国，如果儿童上呼吸道感染不用药物治疗，大多数孩子家长在心理上很难接受。家长使用非处方药时，一定要严格按照规定剂量给孩子服药，能用单一药物治疗的，就不用含有多种成分的药物。要注意同服药物在成分上是否有重叠，如果同时使用，就可能超量摄入，对孩子生命构成威胁。

5. 防治宝宝"上火"的饮食疗法

所谓的宝宝"上火"主要表现为宝宝胃口差，不肯吃饭，不愿喝水，哭闹不安。严重时伴有发热，口唇、舌头均可见到大小不等的疱疹、糜烂或溃疡。宝宝"上火"时常常伴有胃肠功能紊乱，出现腹部饱胀不适，或腹痛、呕吐、大便秘结，有的宝宝的眼屎也会增多，头面部长红色疹子。小儿上呼吸道感染时大多都有上火的症状。

防治宝宝"上火"最理想的措施就是给予母乳喂养，避免过多摄入高能量、高营养食物。少给宝宝吃油炸食物，植物坚果也不能多吃。应该摄入富含纤维素的食物，如新鲜蔬菜水果，每天多喂开水，每天定时排便1～2次。

6. 预防小儿上呼吸道感染的适宜护理环境

不论何种原因造成的小儿反复呼吸道感染大多与家庭照料孩子的观念不当有关。对孩子照顾得太细致，孩子穿戴得太厚，平时不敢遇到冷空气，都可导致孩子在气候冷热变化的情况下不能很好适应。有的家长因为怕孩子受凉，总是穿戴得厚而且严紧，孩子活动后出汗多，如果不能及时换衣服就很容易感冒。冬季白天午睡，应该脱去棉衣，如仍穿着原来的衣服，起床后容易受凉。孩子刚睡醒觉不要急忙外出。

居住拥挤，空气污染，小儿与吸烟家属同居一室，间接吸入烟雾，均可降低呼吸道黏膜的局部防御能力，利于病原体生长，故居室应宽敞通风。注意个人卫生，养成刷牙、漱口和饭前、便后自觉洗手的习惯，不要共享洗漱用具和餐具。

7. 卧床休息使小儿上呼吸道感染好上一半

当孩子出现急性发热时必须卧床休息，可以根据孩子的兴趣设计各种游戏，以让患儿能留在床上安静休息。孩子只有充分休息，才能让孩子的免疫力、机体的内环境平衡得到最好的修正和恢复，它的作用并不比打针吃药效果差。充分的卧床休息，再加上居室温度、湿度适宜和清淡容易消化的饮食能使宝宝的上呼吸道感染好上一半。一些药物能够发挥比较好的药效往往是建立在充分休息和身体得到良好休整的基础之上。

8. 儿童上呼吸道感染不必输液治疗

治疗上呼吸道感染的药物主要作用只能减轻疾病的症状和不适，并不能使疾病过程缩短。输液毕竟是侵入性的，容易有医源性感染。而且一般性的输液都用一些抗生素，如果没有明显的细菌感染，用抗生素是错误的。除了经济浪费以外，抗生素对人体损害很大，整个社会滥用抗生素会导致细菌耐药，这叫道高一尺、魔高一丈，对人类带来危害。既然输液有这么多的隐患存在，因此能不输液就不输液，能不用药物治疗就不用药物治疗。经过一段自然的过程，在父母合理的照料下，宝宝的上呼吸道感染就会痊愈。

第十九章　小儿肺炎

一、怎样知道宝宝患了肺炎

1. 婴幼儿为什么容易患肺炎

小儿容易患肺炎,因为肺组织是与外界相通的器官,每时每刻都在与周围的空气进行着气体交换,吸入氧气,排出二氧化碳。那么空气中的一些微生物如细菌、病毒就会随着呼吸进入我们的呼吸道。

小儿的呼吸系统生理解剖有自己的特点,如气管、支气管腔狭窄,黏膜分泌物少,作为一种特殊结构的纤毛,主要起着清除呼吸道异物的作用,而小儿支气管纤毛的运动功能欠佳。再加上肺脏弹力组织发育差,血管丰富,易于充血,肺泡数量少,肺含气量少,容易被黏液阻塞。往往早期表现为上呼吸道感染、气管炎,如治疗不当或身体抵抗力差时,病变就会往下发展,成为肺炎。

2. 医学上对小儿肺炎的分类

肺炎分类方法的依据是病原体种类、病程和病理形态学等几方面。按病理形态学的分类,将肺炎分成大叶肺炎、支气管肺炎、间质肺炎及毛细支气管炎等。根据病原体种类,包括细菌性肺炎,常见细菌有肺炎链球菌、葡萄球菌、嗜血流感杆菌等。病毒性肺炎,常见病毒如呼吸道合胞病毒、流感病毒、副流感病毒、腺病毒等。另外,还有真菌性肺炎、支原体肺炎、衣原体肺炎等。根据病程分类,分为急性肺炎、迁延性肺炎及慢性肺炎,一般迁延性肺炎病程长达 1～3月,超过 3 个月则为慢性肺炎。

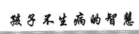
小儿肺炎有一定年龄特点,通常婴儿易患由细菌或病毒感染引起的支气管肺炎、毛细支气管炎,而学龄儿和青少年由于抵抗力增强,已具有使病变局限的能力,因此主要患大叶性肺炎、支原体肺炎(表19-1)。

表 19-1　不同病原体所致肺炎的特点

病　名	合胞病毒肺炎	腺病毒肺炎	葡萄球菌肺炎	支原体肺炎
临床表现	多<1岁,轻症为发热、呼吸困难;重症出现喘憋、发绀、三凹症。肺部有中、细湿啰音;白细胞总数正常	多为6月～2岁,稽留高热,中毒症状重,频咳、喘憋、发绀,肺部体征出现晚	起病急,弛张高热,猩红热样皮疹,中毒症状重,肺部体征出现早,易出现并发症	起病缓慢,热型不定,刺激性咳嗽,持续时间长,肺部体征不明显。但小婴儿表现不一样
X线特点	两肺小点片状或斑片状阴影,肺气肿	X线改变早于肺部体征,片状阴影或融合成大病灶,病灶吸收慢,可有肺气肿	小片状影,小脓肿,肺大泡或胸腔积液	支气管肺炎改变,间质性肺炎改变,肺门阴影增浓,游走性浸润

3. 认真记录肺炎患儿的呼吸次数

认真观察患儿的胸廓或腹部的上下运动来记录呼吸次数(即上下一回为1次)。呼吸增快提示患儿肺泡有炎症,导致体内低氧血症,即氧气少,机体调节的第一个反应是加快呼吸。呼吸增快的标准取决于小儿的年龄,若2～11个月小儿的呼吸次数在50次/分钟或以上,12个月～5岁在40次/分钟或以上,则为呼吸增快。

同时观察小儿吸气时,锁骨上端或胸壁的下部有否凹陷,有凹陷的小儿一般有重度肺炎或毛细支气管炎等,因为肺泡炎性病变,呼吸比正常更加费力所致。

喉喘鸣是在安静时,吸气时产生的一种噪声,安静时有喉喘鸣的小儿是疾病严重的体征。在孩子有咳嗽症状时要听喉部是否发出喘鸣的声音,当小儿鼻腔堵塞时,可听到异常的声音,应清理鼻腔后,再听1次。

4. 如何区分上呼吸道感染与肺炎

小儿肺炎大多发热，体温多在38℃以上，并持续2～3天以上不退，这时使用退热药，退热效果只能是暂时的；而小儿上呼吸道感染发热持续时间较短，用退热药效果较明显。

宝宝胸壁薄，把耳朵贴在宝宝胸部可以听到"呼噜、呼噜"的声音，这是肺部发炎的重要体征，医生听诊会听到肺炎特有的细小湿啰音；小儿上呼吸道感染一般不会有此种声音。

小儿肺炎大多咳喘，常引起呼吸困难，表现为憋气，两侧鼻翼一张一张的，口唇发绀，提示病情严重；上呼吸道感染和支气管炎引起的咳喘一般较轻，不会引起呼吸困难，这点尤为重要。

宝宝上呼吸道感染时一般不影响吃和玩，睡眠尚正常；但患肺炎后，精气神会明显变差，不好好吃饭，爱哭闹，不容易安抚，夜里有呼吸困难加重的趋势，睡眠易惊醒。

5. 小儿急性支气管炎的症状

急性支气管炎在小儿时期很常见，大都在上呼吸道感染没有得到及时治愈后出现。在发病开始时，先有上呼吸道感染的症状，如鼻塞、流涕，以后逐渐出现断续的干咳；病初呼吸道分泌物增多，咳嗽有痰，初为黏痰，很快变成脓痰，经过5～10天后，痰液变稀，咳嗽逐渐消失；发病时可无热或发热38.5℃左右，发热经2～4天退去。

6. 支气管炎和肺炎有什么区别

肺炎是指肺脏发炎，一般症状比支气管炎为重，患儿常常表现精神萎靡，拒食，或烦躁不安，呼吸增快而表浅；重症患儿则有呼吸困难、鼻翼翕动（呼吸时两鼻孔外侧肌肉翕动）、三凹症（胸骨上窝、肋间以及肋骨弓下部随吸气向下凹陷）、口唇与指（趾）甲发青等症状。

而支气管炎患儿虽然有咳嗽、发热，但一般无呼吸困难，口唇无青紫。至于是否发热，不能作为区分两者的依据。新生儿、早产儿或体弱儿患肺炎，往往并

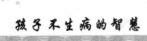

不发热,仅表现拒食或吃奶后呛咳、口吐白沫、呼吸困难、面色阵阵发青等。有时肺炎与支气管炎在临床上很难区分,需要医生检查肺部体征并结合 X 线胸部拍片来确诊。

7. 小儿肺炎的诊断标准

世界卫生组织为基层医生提供的诊断肺炎的标准为:2 个月以下的婴幼儿,呼吸≥60 次/分钟,2~12 个月的宝宝呼吸≥50 次/分钟,1~5 岁以下小儿呼吸≥40 次/分钟。肺炎患儿严重者可见有呼吸困难,鼻翼翕动,口周、指甲发绀,也就是颜色发紫。肺部听诊时出现异常声音如中粗湿啰音,数天后可听到细小湿啰音等相应的体征。较重的患儿还有其他系统的症状,如呕吐、腹痛腹泻、心率增快、烦躁、嗜睡、肝脏增大、四肢末梢发凉等。肺炎除了肺部炎症外还可能引起一些并发症,例如中耳炎、胸腔积水和脓胸、脑膜炎、中毒性休克等。

小儿肺炎肺部 X 线检查的典型表现为两下肺斑片状肺实质浸润影。实验室检查可见白细胞升高。细菌病原学检查可做痰培养及药物敏感试验,常对诊断及治疗有所帮助。

二、毛细支气管炎

1. 毛细支气管炎的特点

毛细支气管炎又称喘憋性肺炎,呼吸道合胞病毒是这一疾病的主要病原。一般发病地区以偏远农村为主,可能与这里的孩子对于新病原的感染缺乏免疫力有关。在流行地区,患儿是主要的传染源,传播途径可能是飞沫,接触传染,在人群密集的地方造成互相传染流行。

毛细支气管炎与一般的支气管炎不是一个概念,毛细支气管炎与呼吸道合胞病毒、巨细胞病毒、肺炎支原体感染有密切关系。患儿以喘息为主,发作时孩子出现咳嗽、喘憋,喉部呼噜声不断,尤其到了晚上症状更加明显,部分孩子不能安静入睡。

2. 毛细支气管炎的临床表现

潜伏期为 1～4 天,多急骤起病,24 小时进入喘憋期。患儿表现为不同程度的喘憋并有发作性喘憋加重为本病的特点。严重时甚至出现呼吸梗阻,呼吸音消失。喘憋多数在发病后 24 小时或 48 小时缓解。根据症状轻重可分为普通型、重型及极重型。

X 线胸部检查,具有毛细支气管炎和间质性肺炎的肺部表现。只要对流行性喘憋性肺炎这一特殊类型肺炎有所认识,诊断并不困难,重点在于做好防治工作,特别要发挥农村医师的作用,早发现、早报告、早防治,并做到就地隔离,危重病人及时转送上级医院。

3. 毛细支气管炎的治疗与预防

目前,对毛细支气管炎的治疗主要是抗炎、平喘、吸氧及静脉补液等对症支持治疗。有明显呼吸困难的患儿应禁食,鼻饲管喂养也应避免。因为患儿气急明显会影响进食,而鼻饲管喂养时加重上呼吸道梗阻,并增加食物反流的机会。对喘憋严重的婴儿应加强护理,要抬高头部、胸部,避免一切不必要的干扰和操作。毛细支气管炎与日后反复喘鸣及哮喘有密切的关系,33％～50％的毛细支气管炎以后可反复喘息。

在季节变换之际,家长们要注意宝宝的保暖,不要着凉,避免去人多拥挤的公共场所,家人若患了上呼吸道感染需与宝宝隔离。此外,父母尤其是母亲吸烟的孩子罹患毛细支气管炎的几率较高。研究表明,母亲每天吸烟 1 包以上,其子女患毛细支气管炎的几率较不吸烟者高 2.8 倍,起病时间亦较后者平均提早 6 个月,其机制可能与被动吸烟抑制肺的发育有关。

4. 支原体肺炎

支原体肺炎又称原发性非典型肺炎,是由一种比细菌小、比病毒大的肺炎支原体(一种病原体)引起。多在较大儿童中发生。主要症状为咳嗽,初期表现为频繁干咳、无咳痰,随后分泌痰液。发热可轻可重,伴厌食、头痛、咽痛等症状。白细胞多不高。听诊肺部无明显中粗湿啰音,而 X 线检查肺部可有大片状阴影,血清冷凝集素增高。用红霉素治疗具有较好疗效。

5. 肺炎疫苗接种常识

肺炎球菌常存在于健康儿童的鼻咽部,是肺炎、脑膜炎、中耳炎的主要病原体。有 40%～70% 的儿童带菌,当机体免疫功能降低时,病菌就会乘虚侵入肺部,造成肺炎。肺炎球菌感染:一是来自自身带菌,当抵抗力降低时,肺炎球菌向下呼吸道侵犯引起肺炎。二是被来自带菌的其他人群或患儿所传染,引起肺炎。近年来,由于肺炎球菌对抗生素产生不同程度的耐药性,有的地区竟达50%,给治疗肺炎带来了困难。故对于肺炎应重在预防,接种肺炎疫苗便是预防的一种有效措施。

6. 肺炎疫苗的选择

肺炎是由多种细菌、病毒等微生物引起,单靠某种疫苗预防效果有限,一般健康的宝宝可以不选用。但体弱多病的宝宝,应该考虑选用。

肺炎疫苗分为两种,7 价疫苗主要针对 2 岁以下儿童,由于肺炎球菌疫苗主要侵袭 5 岁以下儿童,所以这个年龄段的孩子也可以考虑注射。由于致病菌——肺炎球菌主要侵犯"两头",也就是 2 岁以下和 65 岁以上的人,所以这两类人群才是疫苗的主要注射人群。23 价疫苗是针对成年人和老年人的。

第二十章　婴幼儿腹泻

一、引起小儿腹泻的常见原因

1. 急性肠胃炎

儿童急性腹泻以感染性急性肠胃炎最为多见,炎热夏天食物容易腐败,是肠道细菌滋生的好时机,季节交替或冬天,某些肠道病毒也容易肆虐,均可引起儿童感染性急性肠胃炎。急性肠胃炎传染的途径是经由粪-口传染,也就是吃了已污染细菌或病毒的食物,或接触已被污染的物品、宠物或带病原者而被传染。潜伏期为 12 小时到 3 天,最常见的病因是轮状病毒或沙门菌。急性肠胃炎的病程,无合并症者 3～7 天大多可逐渐改善,也有腹泻持续 2～4 周或以上成为慢性腹泻的患儿。

2. 小儿夏季腹泻

夏季,若吃了变质或受细菌污染的食物,加之腹部着凉容易引起小儿腹泻。大多数表现为急性水样便腹泻,少数为脓血痢疾样便。一般来说,除对侵袭性细菌感染引起的脓血便、黏液样便需用抗生素治疗外,一般无须使用抗生素。因此,夏令时节遇到小儿腹泻首先应及时给患儿补充水和电解质。传统上给腹泻患儿严格禁食并不合理,因为禁食不利于受损伤肠黏膜的修复,使腹泻迁延,更重要的是禁食会影响儿童的营养摄入。小儿腹泻期间除口服补液盐溶液外,可辅以母乳、稠粥、面条、菜汤、肉末、苹果泥等适量喂食。

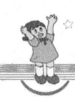

3. 秋季腹泻

秋季腹泻是由轮状病毒感染引起的,秋冬季是多发季节。轮状病毒多发生在 3 岁以下的婴幼儿,有短暂的潜伏期。患儿发病初期一般表现为流涕、咳嗽、发热、咽喉疼痛等上呼吸道感染症状,很快就会出现呕吐、腹泻等症状。患儿症状大多较轻,经过治疗一般 1 周左右可以康复。有时家长不小心,孩子着凉,开始吐,拉稀便,很可能是轮状病毒感染引起的。轮状病毒感染的腹泻如果治疗不及时,婴儿会因连续腹泻而出现脱水、电解质紊乱,甚至危及生命。

4. 腹泻对儿童营养与生长影响最大

腹泻是 2 岁以内婴幼儿的常见病,尤其 1 岁以下的宝宝发病率更高,腹泻会导致宝宝自身的营养素流失,反复腹泻会造成小儿营养不良、生长发育障碍,对宝宝的未来健康造成严重的影响。

腹泻病情的轻重主要观察有无脱水与中毒症状。轻度腹泻无脱水与中毒症状,重症腹泻伴有严重脱水与明显中毒症状,即精神萎靡、嗜睡、面色苍白、高热或体温不升。腹泻的宝宝如果无法进食,嗜睡,婴儿哭闹不休,小便变少,口腔黏膜干燥时,应及时送医院处理。

二、轮状病毒感染对小儿最猖獗

1. 轮状病毒感染的诊断

小儿出现腹泻时须查大便常规,以确定病原菌和选用药物。轮状病毒感染的病人大便中常可见到脂肪球,很少见到红白细胞,检查末梢血象多在正常范围,临床常做的病原学诊断,即大便快速轮状病毒抗原检测。轮状病毒肠炎的自然病程一般在 7～10 天,预后一般良好。

轮状病毒感染主要侵犯 5 岁以下的儿童,尤以 6 个月至 2 岁的婴幼儿发病率最高,6 个月以下小儿因有母亲的抗体,一般较少发病,即使发病也较轻。临床可以表现发热、腹泻水样便,每日 5～10 次或更多,发病初期可有轻度呕吐,

40％～50％的患儿伴有咳嗽等呼吸道症状。

2. 如何治疗轮状病毒腹泻

轮状病毒腹泻，即秋季腹泻是一种自限性疾病，也就是说疾病在发生发展到一定程度后能自动停止，并逐渐恢复痊愈，一般没有特效药治疗，大多数宝宝拉肚子在1周左右会自然止泻。因此，不要盲目使用抗生素，否则容易造成肠道内菌群失调。另外，由于幼儿肠壁发育尚未完全，也不要使用成人惯用的止吐或止泻药。因为止泻药是通过抑制肠道蠕动来达到止泻目的的，这样会使原本不能消化吸收的刺激物质渗入肠壁组织，延迟康复的时间，造成长期腹泻或过敏。轮状病毒腹泻目前无特效药治疗，一般可采利巴韦林、补充水分及电解质、恢复肠道菌群平衡等措施进行治疗。

3. 如何预防轮状病毒感染

轮状病毒具有很高的传染性，该病毒感染并不因公共卫生条件的明显改善而出现明显下降。主要传播途径为"粪-口"传播，但也可能存在呼吸道传播。患有秋季腹泻的患儿可从大便中排出大量的轮状病毒，可于感染后1～3天开始排出。父母认识到了这点，就知道如何避免宝宝被感染上轮状病毒了。营养状况与发病程度的关系并不密切，5岁以下儿童几乎人人都遭受过轮状病毒的感染，但高危人群主要为6个月～2岁的婴幼儿。

由于母乳含有的免疫球蛋白等抗病毒成分，母乳喂养有利于预防轮状病毒感染。与其他性质腹泻的预防措施基本相同，孩子的衣被用具要勤洗勤换，每次吃东西前都要给孩子洗手。

三、乳糖不耐受

1. 什么是乳糖不耐受

乳糖是存在于牛奶和其他乳制品中的主要糖类。乳糖不耐受是指人体内无法产生足够的消化乳糖所需的乳糖酶。未经消化的乳糖停留在肠道里,就会造成胃肠负担加重,使宝宝感到不舒服,但是这种情况对宝宝来说并无危险。

虽然乳糖不耐受的症状也可能在更早的时候出现,但婴儿基本上不可能会出现乳糖不耐受。如果你的宝宝曾经患严重的腹泻,身体有可能会暂时无法生成足量的乳糖酶,腹泻后1～2周,宝宝可能会有短暂乳糖不耐受的症状。目前人们还不完全清楚为什么有些人有乳糖不耐受,但基因在其中会起到一定作用,亚洲人总体来说出现乳糖不耐受的比例较高。真正的乳糖不耐受往往在青少年时期才出现。

2. 先天性乳糖不耐受

先天性乳糖不耐受的现象非常罕见,父母双方的乳糖不耐受基因都得传递给孩子才会出现这种情况。有先天性乳糖不耐受的宝宝从一出生起就有频繁的腹泻,无法耐受母乳或以牛奶为原料的配方奶粉中的乳糖,因此宝宝需要一种特殊的、不含乳糖的婴儿配方奶粉。有时候,早产儿会在一段时间内无法产生足够的消化乳糖的酶,因为宝宝的乳糖酶水平一般在孕晚期的最后阶段才会升高。有些药物也会使身体分泌乳糖酶的水平降低,从而造成暂时性的乳糖不耐受。患有长期肠胃不适病症的人有时候也会出现乳糖不耐受。

3. 乳糖不耐受的症状

如果宝宝患乳糖不耐受,可能会在母乳喂养或吃其他乳制品之后半小时至2小时之间出现腹泻、腹部痉挛、腹胀或放屁等现象。有些乳糖不耐受的儿童能吃少量乳制品,还有一些则每次吃完哪怕只含一点儿乳糖的食物就会不舒服。

如果宝宝每次吃完乳制品都会出现皮肤瘙痒或皮疹或者出现流泪、流鼻涕等症状,那么宝宝可能是对牛奶蛋白过敏。当你无法确定孩子是否有乳糖不耐受的时候,医生可能会建议你在2周内去除宝宝食物中所有的乳糖,以便观察乳糖不耐受的症状能否有所缓解。

4. 乳糖不耐受如何治疗或预防

如果你的宝宝既往有乳糖不耐受史,你要尽量让宝宝避免吃乳制品和其他所有含乳糖的食物。有些看起来似乎无害的食物实际上也含有乳制品,比如饼干、麦片、人造黄油、沙拉酱、面包、午餐肉等。所以要仔细阅读食品标签上的食物成分表,注意类似乳清、凝乳、牛奶和脱脂奶粉等成分。通过一系列尝试和观察,多半就会知道宝宝能吃哪种奶制品及能承受多大的量。例如,有些奶酪的乳糖含量低于其他奶酪,因此比较容易消化。包含活性益生菌成分的酸奶普遍比牛奶和其他奶制品容易消化,因为其中的益生菌能帮助分泌乳糖酶。

四、婴幼儿腹泻家庭护理与预防

1. 急性胃肠炎的家庭处理

对于急性胃肠炎的患儿,在细菌感染时不应该服用抑制肠蠕动的止泻药物,否则会引起腹胀或更严重症状出现,除非持续呕吐才考虑短暂使用止吐药。较严重腹泻,在医嘱下可服用减少腹泻的药物,如果腹泻改善可逐渐停药。口服益生菌对缩短病程有帮助,抗生素药物在医嘱建议下才使用,益生菌与抗生素不应同时使用。

腹泻时大便容易引起尿布疹,每次排便后可用温水清洗臀部皮肤,擦干后保持干燥,轻微尿布疹可涂抹氧化锌软膏预防恶化,若皮肤发炎发红较厉害,依病情可用药膏治疗。患儿及家人应加强洗手,洗手最好使用肥皂且确保洗净,处理过患儿的排泄物后及吃饭前更要洗手,以避免进一步的交互传染。

2. 预防宝宝腹泻三环节

饮食预防环节:对于还在哺乳期的宝宝,建议坚持母乳喂养,因为母乳是天然消毒的饮品,宝宝可从母乳中获得各种抗肠道感染的物质,减少腹泻的发生。而对于正在添加辅食的宝宝,要做到循序渐进,从少到多、从稀到稠、从细到粗,以适应宝宝的消化能力。

清洁消毒环节:部分腹泻的发生,就是由于病菌、病毒通过食物、餐具、身体接触甚至玩具,进入宝宝体内而造成的。因此,对于宝宝生活场所的卫生,使用

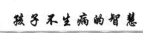

物品的消毒,就至关重要了。在给宝宝喂食前,必须洗净双手,奶瓶、碗、汤勺等每天至少煮沸消毒 1 次。

增强抵抗环节:就是让宝宝拥有足够的抵抗力。这就需要平时加强户外活动来提高宝宝对自然环境的适应能力及提高机体抵抗力,通过合理膳食来获取各种营养物质。

3. 小儿不宜食用生冷食物

夏季气温高,胃肠道血流减少,所以宝宝的胃肠道特别敏感。此时如果突然吃进大量冷饮,会引起胃肠道收缩,发生腹痛。冰冻食品的冷刺激还可能导致消化系统的功能失调,宝宝会出现拒食、恶心、腹痛、腹泻等症状。因此,家长应注意让宝宝吃冷饮要适量。从冰箱中拿出的西瓜、饮料等要放置一会儿再食用。煮沸后自然冷却的凉开水最容易透过细胞膜促进新陈代谢,增强机体免疫功能,因此提倡让孩子多喝白开水。

肠道感染多是因为吃了不清洁的食物而引起的,所以预防的关键是管好孩子的嘴,警惕病从口入,以免引起消化系统疾病。

五、婴幼儿腹泻的水电解质平衡

1. 口服补液盐(ORS)的概念

世界卫生组织和联合国儿童基金会推荐的口服补液盐(ORS)是一种安全、有效、价廉的治疗小儿脱水的良方。腹泻引起孩子脱水又未及时送医院时,口服补液是争取时间、挽救孩子生命的方法之一。应告知家长口服补液盐相关知识和使用方法,在配制时切忌用滚热的开水,否则会影响其成分而起化学变化。由于里面已有糖分,不要再加糖。要按照要求的量加水,浓度不要过高,否则会影响疗效,甚至后果不堪设想。一般情况下口服补液盐纠正脱水和改善生命体征的效果与输液补液相同。

2. 口服补液盐(ORS)的配方组成

口服补液盐(ORS)已在全世界范围内用了 20 余年。此溶液是由 1 升水加下述物质所组成：3.5 克氯化钠、2.5 克碳酸氢钠、1.5 克氯化钾和 20 克葡萄糖。此溶液含有钠 90 毫摩/升、钾 20 毫摩/升、氯化物 80 毫摩/升、碳酸氢盐 30 毫摩/升和葡萄糖 111 毫摩/升。无论年龄，发病原因或电解质失衡类型(低渗性，高渗性或等渗性)如何，此溶液均能有效地纠正急性腹泻病人的水和电解质紊乱。在补液疗法后期，口服补液盐(ORS)同时必须提供清洁饮用水或低钠液体。

3. 口服补液盐(ORS)的正确使用

补液量：轻度脱水时按 50～60 毫升/千克体重，中度脱水按 80～100 毫升/千克体重。累积丢失补液时间应在 4～6 小时。若经过补液脱水已纠正，但孩子仍有腹泻，则按照"拉多少补多少"的原则补液，此时 ORS 的浓度可较前稍淡，每次大便后给予 10 毫升/千克体重，或 1/2～1 杯(120～240 毫升)的 ORS。如原为水 500 毫升/袋，现可加水到 750 毫升/袋。配好的补液盐放置不能超过 24 小时，若已超过 24 小时应丢弃。

如果没有 ORS，可在 1 升水中大约加 15 克食用糖，2 克食盐以制成糖盐水溶液。虽然糖盐水溶液的作用不及 ORS 溶液，但对大多数腹泻病人仍有治疗作用。

4. 如何对待无明显脱水的腹泻患儿

无脱水体征的婴儿不需补充丧失量，但仍需给予维持量及补充继续由大便丧失的水分。应鼓励多饮水，如汤类及含谷物的流质食物。无脱水体征的婴儿应继续吃与其年龄相适应的食物。原来母乳喂养的婴儿应继续喂以母乳，非母乳喂养的婴儿，如果腹泻较轻或能自行停止则可选用配方奶。对有吸收不良症状或体征的小儿应予无乳糖的配方乳或专门适用于腹泻患儿的腹泻配方奶粉。

157

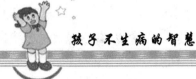
5. 高糖饮食可能加重腹泻

如果孩子每 1～2 小时排 1 次水样便,或更加频繁,伴有脱水征象,应视为重度腹泻。对于腹泻的孩子不应该摄取以糖水为主的"流质饮食",因为高糖饮食可能加重腹泻。禁食有时对减轻腹泻会有帮助,但较长时间的禁食(12～24小时)会对孩子的营养和生长发育产生不利影响。对不能耐受口服补液的小儿可能需要静脉补液。在补液后期(约 4 小时),再次对病人的脱水程度作出评估。如脱水体征仍未改善,应继续进行补液疗法直至脱水得到纠正。

第二十一章　先天性心脏病

一、对小儿先天性心脏病的认识

1. 先天性心脏病是怎样发生的

先天性心脏病,顾名思义,就是与生俱来的心脏构造异常。发病率约为出生活产婴儿的 7‰～8‰,是母亲在怀孕早期(胚胎期)因心脏血管发育异常而形成的一种心血管畸形,也是婴幼儿期最常见的心脏病。患先天性心脏病的孩子,由于心脏血管发育畸形破坏了人体血液循环的正常途径,其中以心室中膈缺损最多,心房中膈缺损次之,其次为动脉导管未闭、法洛四联症、肺动脉狭窄和大血管转位等。

为何会发生先天性心脏病?目前在医学上还无法确切了解其病因,只知道可能是综合环境和遗传因素造成的。环境方面有放射线照射、病毒感染、药物服用、激素及母亲的因素,如糖尿病、高龄产妇等。遗传方面如基因或染色体的异常等。

2. 先心病的无青紫型和青紫型两大类型

一个正常的心脏,左右心之间无异常通道,也就是说左心房与右心房之间无通路,左心室与右心室亦无通路。当左右心之间有异常通道时,由于正常情况下左心压力高于右心,所以会出现血液从左心向右心分流,肺血流量增多,但患儿不出现青紫,这就是无青紫型先天性心脏病。常见的有室间隔缺损、房间隔缺损及动脉导管未闭等。

159

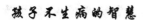

另一类为青紫型先天性心脏病，左右心之间存在异常通道，同时合并右室流出道梗阻(肺动脉狭窄)或者有极严重的肺动脉高压，致使右心压力增高且超过左心，血液从左、右心之间的异常通道从右向左分流，患儿出现持续性青紫，此时肺血流量减少，常见的有法洛四联症等。

3. 先心病患儿的早期表现

先心病患儿早在婴儿期就可能出现与正常婴儿不同的异常表现，如婴儿在安静状态下出气粗，呼吸增快，口周发青，面色苍白，特别在哭闹和吃奶时以上症状更加严重，常常吃几口奶就停下来喘气。先心病患儿食量较小，食欲大多不好，这些患儿还特别容易患上呼吸道感染、支气管炎和肺炎合并心力衰竭，而且得了肺炎也不易治愈。每到冬季呼吸道感染常频繁发生，所以患儿生长发育落后于同龄小儿，又瘦又小，不仅活动量受到限制，活动后也易感疲劳。以上这些症状的出现是因心脏血管畸形造成肺血量增多的缘故。

4. 发现心脏杂音的意义

心脏杂音是心脏内血流所产生的声音，是医师在检查身体时，用听诊器放在胸部心脏部位所听到的。有些婴幼儿或儿童的心脏构造和血流完全正常，却也出现心杂音。这些杂音称为功能性的、正常的、或无害的心脏杂音。这种杂音可能会因发热、感染、紧张、兴奋、运动、焦虑或其他导致心输出量增加的原因而增强。当发现或怀疑孩子有心脏杂音时，医师常会安排做个简单、不痛、非侵袭性的心脏B超检查，以诊断心杂音可能代表的意义，并评估心脏的构造和功能。

部分先心病患儿，因心脏缺损不严重，在婴儿期可无症状，随年龄的增长和体格的发育，因心脏负担加重才逐渐出现症状或在体格检查中发现心脏杂音，此时家长要带孩子到医院做心脏方面的详细检查。

5. 先心病的特殊指征

先天性心脏病可因其种类不同而产生不同的症状，其中最常见的有心力衰竭、发绀、杵状指、蹲踞位等。

心力衰竭：包括心脏扩大、肺水肿、心跳、呼吸加速和肝脏肿大。

发绀：嘴唇和四肢末梢皮肤颜色发黑发紫。先天性心脏病，有的只会表现心力衰竭的症状，有的只会发青紫，有的却兼而有之。更有许多轻微的心脏病在临床上一点症状也没有。

杵状指：患儿口唇、手指、脚趾发绀（青紫），而且指、趾末端变宽、变厚形似鼓槌，医学上称为杵状指，这是由于长期缺氧严重，微血管数目增多，静脉及微血管扩张造成的。

蹲踞：当患儿逐渐长大开始行走时，常有行走数步后就喜欢蹲下休息，或常取蹲踞位和小朋友交谈的现象，这些都是有诊断价值的线索。

二、小儿先天性心脏病的风险

1. 先天性心脏病儿童都必须开刀治疗吗

并非每个先天性心脏病患儿都必须接受手术治疗，有很多轻微的先天性心脏病可以一辈子不需要开刀治疗。也有看似可怕的青紫的婴儿，但只要小心注意，定期追踪治疗，也能平安地度过婴儿期，直到幼儿期或儿童期身体状况较好才开刀的。还有些患儿可利用心导管做特殊的治疗，例如气球心房中膈造口术、心律失常的射频烧灼治疗、肺动脉瓣狭窄气球扩张术。一般而言，有1/3的先天性心脏病患儿，迟早都得接受矫正手术的。至于是否必须开刀，何时开刀，则因人因病而异，而且必须长期地在医师的观察追踪下确定。

2. 先心病的手术时机与风险程度

手术时机是根据不同的疾病来定的，比如有些先心病患儿在出生后就需要立即做手术以挽救生命，有些则可以等到体重增加一些后再进行手术，手术安全性会更高一些。通常早期治疗，可根据不同的先心病类型来定。

先心病不同的类型及其严重程度决定了手术的风险程度。由于是对心脏进行的手术，风险总是存在的，但是宝宝是可以承受心脏手术的。如果手术成

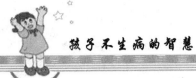

功修复了心脏结构,那么宝宝今后的生长不会有任何影响,和正常人一样。但是比较复杂的疾病,手术后还是会对以后的生活有一定的影响。宝宝在手术后,家长应该保证宝宝的休息,定期带宝宝回访,做检查。

第二十二章 小儿肾炎与尿路感染

一、急性肾炎与肾病综合征

1. 儿童泌尿系统疾病的发病率

急性肾炎患儿占同期泌尿系统疾病的 53%,肾病综合征占同期住院泌尿系疾病患儿的 21%。

急性肾小球肾炎简称急性肾炎,是指一组病因不一,临床表现为急性起病,多有前期感染,以血尿为主,伴不同程度蛋白尿,可有水肿、高血压,或肾功能不全等特点的肾小球疾病。绝大多数的病例属急性链球菌感染后引起。

肾病综合征,小儿肾病综合征是一组由多种原因引起的肾小球基膜通透性增加,导致血浆内大量蛋白质从尿中丢失的临床综合征。临床有以下 4 大特点:大量蛋白尿、低白蛋白血症、高脂血症、明显水肿。以上前两项为必备条件。

2. 急性肾炎的临床表现

急性肾炎多在链球菌感染,如猩红热、扁桃体炎、皮肤脓疱疮等之后 1～3 周起病,为感染后免疫反应引起。本病多发生在儿童及青少年,以 3～7 岁最多见,临床有 4 大症状。

水肿:最常见、最早出现的症状是水肿。开始多表现为眼睑及颜面水肿,逐渐扩展至躯干、四肢。水肿一般由尿少及水钠潴留而引起,随尿量增加水肿会逐渐消退。

尿少或无尿:最初都是尿量少,尿色深,严重的可以无尿。由于尿液少,体

163

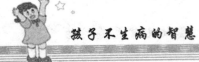

内代谢产物不能随尿液排出而积聚,引起头痛、恶心、呕吐、嗜睡甚至昏迷等肾功能不全症状。

血尿:由于肾脏发生病变,红细胞漏出或毛细血管局部坏死出血,出现不同程度的血尿,可以是浓茶色或洗肉水样血尿或仅在显微镜下才能看见的镜下血尿。

高血压:患儿因血压高而诉头痛、头晕,甚至视物模糊等。因高血压、尿少、血容量相对多,可出现全身水肿和心脏、肝脏大,一旦利尿消肿,上述循环充血症状即消失。

3. 血尿的原因

肉眼看起来小便呈血样或洗肉水样,这就称为肉眼血尿。在尿液常规检查时,如在显微镜下一个高倍视野中红细胞超过 5 个,或 12 小时尿爱迪计数红细胞超过 100 万,而肉眼不能觉察者称为显微镜下血尿。

发现红色尿后,家长不要惊慌失措,首先要分清是真性血尿还是假性血尿。有些药物可以引起红色尿,如氨基比林、苯妥英钠、利福平、酚红等,需与真性血尿区别。引起血尿的原因有许多,一般包括泌尿系统疾病如各种肾炎,肾、膀胱、尿道结石,各种先天畸形、外伤、肿瘤等。此外,全身性病症如出血性疾病、心力衰竭、败血症、维生素 C、维生素 K 缺乏、新生儿出血症以及物理因素等也可出现血尿。

二、小儿尿路感染与肾脏结石

1. 尿路感染与肾脏畸形的联系

新生儿泌尿道感染发病率为 1%～2%,泌尿道感染的新生儿中存在着易感诱因,包括尿路畸形和梗阻、未发育成熟、留置导尿管、未进行包皮环切。尿路感染的新生儿中 20%～40% 存在严重的肾脏畸形。

新生儿期以后的年幼儿童泌尿道感染的发病率为 2%～5%,学龄儿童为

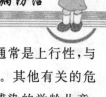

5％。女与男之比随年龄升高,4岁以上>10∶1。女性的感染通常是上行性,与菌血症无关。女性发病率高被认为是由于女性尿道较短所致。其他有关的危险因素为免疫球蛋白IgA缺乏、糖尿病、外伤等。罹患泌尿道感染的学龄儿童,5％～15％伴有需要手术矫治的肾脏畸形,30％～40％有膀胱输尿管反流,需用抗生素预防感染。

2. 小儿尿路感染的临床表现

新生儿尿路感染的症状和体征无特异性,食欲减低、腹泻、生长发育不良、呕吐、轻度黄疸、嗜睡、发热或体温过低都可提示泌尿道感染,酷似新生儿败血症。婴幼儿局部体征少,某些小儿无症状,只在常规检验时发现。2岁以上小儿虽然有较多的膀胱炎或肾盂肾炎的典型表现,但是近半数的泌尿系感染可能无症状。膀胱炎的症状包括排尿困难、尿频、血尿、尿潴留、耻骨弓上区疼痛、尿急、瘙痒、尿失禁和遗尿。肾盂肾炎的症状为膀胱炎症状加上高热、寒战、肾区疼痛和叩击痛。

3. 小儿患尿路感染的几个原因

宝宝患尿路感染往往由于宝宝排尿后或大便后,没有及时更换尿布或纸尿裤,这些受污染的尿布或纸尿裤很容易孳生细菌,引起泌尿系统感染。另外,男婴大多都有包茎,由于包皮不能上翻,龟头不能外露,冠状沟藏污纳垢,容易造成尿路感染。而女婴因为尿道口距肛门较近,且尿道短,大便很容易污染尿道口,造成感染。有的家长喜欢给孩子穿开裆裤,孩子的小屁股直接暴露在外面,没有及时清洗小屁股,也是造成孩子尿路感染的原因。

4. 为什么小儿尿液会呈白色浑浊样

如果小儿出现白色浑浊尿液,家长不必紧张,这种白色浑浊尿液大多为结晶尿,尿中结晶的成分有尿酸、草酸钙、碳酸钙、磷酸钙等。如果孩子进食植物性食物时,尿中就会有大量的磷酸盐,孩子进食肉类食物时,尿中就会有大量的尿酸盐。因此,尿中出现盐类结晶一般不是疾病的表现,也不必服药治疗。但是,长期大量的结晶尿也有可能导致尿路结石。所以,如果孩子出现白色浑浊

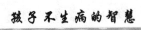

尿液的现象,平时就要注意多喝水,并且改变偏食等不良的饮食习惯。

如果在家中发现孩子的尿液呈白色浑浊样,家长可以在尿液出现白浊时,取一些尿液加热。加热后若尿液由浑浊变为澄清,则可以确定属于结晶尿。如果加热后尿液依然浑浊,就不是结晶尿,应该尽快到医院进行进一步的检查。

5. 为什么婴幼儿也患肾结石

婴儿出生后排除人体代谢产物和有害物质的功能要到 2 岁时才能达到成人水平。一般来讲,婴幼儿得肾结石的几率很低。引起结石的原因主要是饮食,是由于饮食中可形成结石的某些成分摄入过多引起的,如新生儿或幼小儿童吃了问题奶粉。出现肾结石症状的最初迹象可能包括不明原因的哭闹、不好好玩、发热、呕吐、排尿不畅等。大一点的孩子可能会说自己腰痛或肚子痛,尤其小便的时候会痛得比较厉害。B 超是肾结石首选的筛查方法,这种检查方法无创伤、容易进行。

6. 哪些食物容易引起肾结石

有些食物由于含有较多的草酸、嘌呤等成分,它们是引起肾结石的主要食物因素。这些食物主要有菠菜、豆类、葡萄、番茄、土豆、瘦肉、内脏、海鲜等。

此外,高蛋白质、高热能、高脂肪食物也会为结石形成创造条件。有的爸爸妈妈喜欢给宝宝选择各种维生素或矿物质,如补钙或补充维生素 C 等,如果摄入量不适宜或时间过长,也可能导致肾结石。虽然肾结石在儿童时期并不常见,但在一些营养过剩的肥胖儿童、不爱做户外活动或长时间大量补钙、补充维生素 C 的儿童中,肾结石的患病率明显高于正常儿童。

三、小儿泌尿道感染的护理

1. 婴幼儿泌尿道感染的居家护理

让宝宝多喝水,降低药物的不良反应所产生的肾脏沉积并帮助细菌排出。

宝宝若有发热，可给予由医师开处方的退热药，并且补充水分。女孩应注意会阴部保持清洁，在清洁时应由尿道口向肛门方向清洁，由上往下或由前往后擦拭，以减少逆行性感染机会。男孩应注意包皮部位的清洁，预防细菌感染。不要使用带泡沫的盆浴，以防止肥皂刺激膀胱。注意观察宝宝膀胱是否胀满，尿量是否减少。对于已患泌尿道感染的婴幼儿要定期门诊追踪，宝宝停止服用抗生素后 4～6 周中至少需要有 2 次尿液细菌培养，如果报告正常才能视为痊愈。

2. 如何预防小儿尿路感染

预防小儿尿路感染，尽早让孩子穿上合裆裤，购买一次性尿布和纸尿裤需要选择有质量保证的厂家的产品。建议最好白天使用清洁、柔软的棉质尿布，有利于及时清理，也有利于孩子及早学会控制大小便。晚上为了孩子的睡眠，减轻家长的疲劳，可以选用纸尿裤。做到清洗用具专人专用，避免交叉感染。

造成尿路感染的菌种 80% 以上为大肠埃希菌所致。常规尿液检查每个高倍显微镜视野下，尿液白细胞超过 5 个以上，称白细胞尿，对诊断尿路感染有重要意义。

第二十三章　过敏性疾病

一、过敏性疾病有哪些

1. 为什么会发生过敏现象

过敏是一个系统性疾病,是一个全身性的变态反应,不同的器官都能累及,但是对于个别儿童来讲,往往某一个器官比较严重。过敏原在自然界广泛存在,一般人没有反应,一旦引起反应就叫过敏原。作为孩子的食物过敏来讲,最常见的是牛奶蛋白,引起了60％～70％的过敏症状。剩下来还有小麦、花生、海产品和坚果等,只是根据不同国家或不同人群的生活与饮食习惯的不同而有所区别。美国儿童很小就开始吃花生酱,它在美国就可能是作为第三类容易过敏的食物,比如中国吃面食多一点,小麦过敏就显得很常见。

2. 不同年龄阶段过敏的表现

湿疹是宝宝过敏的皮肤反应,1岁内是发病高峰期。通常患有湿疹的宝宝很多是先天性过敏性体质。引起湿疹的最常见原因是食物,主要是牛奶、鸡蛋、花生、植物坚果、大豆、鱼虾和贝类。其他引起湿疹的刺激因子还有花粉、粉尘、螨虫等。

进入幼儿期,过敏性疾病由湿疹转为过敏性鼻炎,表现为打喷嚏、流鼻涕和鼻塞等鼻炎症状,同时伴有过敏性结膜炎或荨麻疹。有的宝宝在这一阶段仍为湿疹所困扰。

哮喘的发病年龄大多在3岁以后,发作时以阵发性咳嗽、气喘、憋气为主,

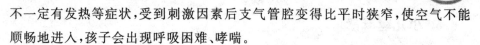

不一定有发热等症状,受到刺激因素后支气管腔变得比平时狭窄,使空气不能顺畅地进入,孩子会出现呼吸困难、哮喘。

到了儿童期,儿童过敏性疾病如果尚未得到控制,支气管哮喘、过敏性鼻炎和过敏性结膜炎的表现持续不断,而这些大多是婴幼儿时期过敏疾病遗留下来的问题。

3. 秋冬季宝宝过敏性鼻炎

宝宝患了过敏性鼻炎,通常表现为眼睛发红发痒及流泪、鼻痒、鼻涕多,多为清水鼻涕,鼻腔不通气,打喷嚏。过敏性鼻炎分为轻中重度,过敏性鼻炎症状可因与刺激因素接触的时间、数量及患者的机体反应状况不同而各异。常年性过敏性鼻炎,随时可发作,时轻时重,或早晨起床时发作而后逐渐减轻,一般在冬季容易发病,常常同全身其他过敏性疾病并存。

4. 过敏性鼻炎的预防

患有过敏性皮炎的孩子,要注意随之发生过敏性鼻炎的可能。做好耐寒训练,从小锻炼孩子用冷水洗脸,使皮肤经常接受寒冷刺激,增加局部血液循环,保持鼻腔通气。避免带孩子到吸烟的公共场所,积极防治急性呼吸道疾病,以免诱发过敏性鼻炎发作。同时应注意减少与过敏原的接触机会,消除室内螨虫隐患,每周用热水洗涤床上用品,在阳光下晾晒使其干燥。不养宠物,已有的宠物一定要安置在屋外或卧室以外,经常给宠物洗澡。

5. 宝宝老爱揉眼睛可能是过敏

如果孩子是过敏体质,食用海鲜、牛奶、鸡蛋等食物有可能出现过敏。如有的孩子总爱揉眼睛,很有可能也是由于过敏引起的。有一些迹象可以帮助家长判断孩子是否是过敏体质,如孩子早晨起床后就咳嗽、流鼻涕、打喷嚏,或孩子经常有揉眼睛、擦鼻子这些习惯动作,都提示孩子有可能是过敏体质。一些宝宝有过敏性哮喘或过敏性鼻炎家族史,春季容易出现眼睛发红、流鼻涕,小时候出现过牛奶过敏或者湿疹,平常总感觉身上瘙痒等都要引起重视。

6. 小儿荨麻疹

荨麻疹是一种常见的过敏性皮肤疾病。如果孩子的发病区域伴有瘙痒,疹子表现为红色的片状突起皮疹并出现白色中心,他患的可能是荨麻疹。小儿荨麻疹最常见的原因是对食物、药物、植物、感染导致的变态反应引起。这种变态反应可以发生于孩子身体任何部位,也可以局限于一个区域。通常在几个小时内,荨麻疹的部位发生改变,在身体的一个部位消失,在另一个部位出现。

为预防荨麻疹突然爆发,首先应当判断过敏原的来源。假如皮疹局限于小块皮肤,可能是由孩子接触的某些东西引起,通常原因是植物和肥皂。如果皮疹遍布全身,最可能的原因是他食用或吸入的东西。一旦发现了问题的原因,尽量让孩子远离这些过敏原。

患荨麻疹的儿童口服抗组胺药物,可以缓解荨麻疹引起的瘙痒。使用1~3天,每4~6小时使用1次。如果孩子打喷嚏并且存在吞咽困难,应送医院紧急治疗。

二、对小儿湿疹的识别

1. 小儿湿疹的特点

宝宝湿疹最先能看到的就是在眉毛上,可以在生后2~3周,直到生后2~3个月为初始发病的阶段。在两个眉毛上,每天总觉得脸没洗干净似的,其实是有轻微淡淡的红色皮疹,家长没有看出来,之后上边可以出现小疙瘩。湿疹的最大特点有渗出倾向,渗出易结痂。在眉毛上出现湿疹之后,再出现的部位为面颊,也有的孩子在耳郭部位出现,湿疹总是对称出现的,还有就是多形性和复发性。

2. 婴儿湿疹的渗出与干燥分型

婴儿湿疹起病初期,宝宝的脸上出现小片红斑,轻者两颊有,重者满脸都是。发际、四肢及臀部皮肤也布满红色斑丘疹,甚至出现油腻性脱屑,有的会发生糜烂,结出黄色结痂。更严重者可波及上胸部和肩背部,因病变处发痒,宝宝常搔抓摩擦,哭闹不安。到1岁时症状可明显减轻或消退,1岁半后大多自愈。

婴儿湿疹分为渗出型与干燥型两大类,渗出型婴儿湿疹容易发生在比较胖的宝宝。初起于两颊,发生红斑、丘疹、疱疹,常因剧痒搔抓而显露有多量渗液的鲜红糜烂面,严重者要累及整个面部甚至全身。干燥型婴儿湿疹主要发生在瘦弱的宝宝。多发于头皮、眉间等部位,表现为潮红、脱屑、丘疹,但无明显渗出。

3. 宝宝流口水引起的湿疹

由于唾液偏酸性,里面含有一些消化酶和其他物质,当口水外流到皮肤上时,容易腐蚀皮肤最外面的角质层,引发湿疹,属于接触性皮炎。这时需要让宝宝的皮肤保持清洁、干爽。为了帮宝宝舒适地度过"口水期",可以准备几块干净、柔软的纱布和棉质手帕,放在随手可取的地方,随时为宝宝轻轻拭干嘴边的口水,缩短口水停留在皮肤上的时间,减少对皮肤的刺激。纱布、手帕、围嘴要随时更换,经常清洗,常在阳光下暴晒,保持清洁和干燥,这样宝宝才会觉得舒服。

三、宝宝湿疹的家庭护理

1. 减少对患湿疹宝宝皮肤的刺激

患湿疹婴儿应保护皮肤不受刺激,防止抓痒,减少感染机会,可用纱布将患儿两手包裹。患处禁用肥皂洗擦,不要给患儿贴身穿毛织品或尼龙类衣服,患儿衣服应勤更换。保持居室空气流通,尤其注意室温不宜过高,穿戴不宜过厚。避免与化脓性感染小儿接触,防止交叉感染。饮食应当低盐、清淡易消化,食品温度宜低。禁止接种牛痘,以防受染后发展成全身牛痘,需待湿疹痊愈后再接种。

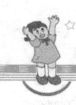

2. 冬季湿疹如何防护

冬天,很多父母都会发现宝宝皮肤变干,出现小的裂纹,晚间不停地抓,尤其胳膊、腿、小屁股上都是血迹斑斑的抓痕。其实这往往是由湿疹引起。这种湿疹又称为"干性湿疹",多发生在冬季,不同于其他季节的表现,多为皮肤增厚、粗糙、脱屑,就像树皮干裂一样,剧烈瘙痒。

在干燥的冬季,一般情况下每周洗浴1～2次即可。对于已经患有皮肤问题、皮肤敏感、皮肤较干的宝宝,可适当减少洗浴次数,不必每次都用沐浴液。冬季宝宝的汗液、皮脂都没那么旺盛,过度洗涤会加重湿疹。冬季天气干燥,宜使用一些天然温和、无刺激性的婴儿专用护肤品。不要穿高领、羊毛或化纤类衣物。湿疹最怕热,很多家长会发现,穿戴多了湿疹就会加重。

3. 湿疹药膏中的激素对宝宝有影响吗

目前,许多常见治疗小儿皮肤病的药膏都是激素类的。这种激素类药膏在治疗效果上只是起到减轻症状的作用,由于激素含量不大,并且药膏一般只作用于身体局部,如果使用正规的湿疹药物,并不会引起全身作用。一般治疗一段时间以后孩子可以通过自身的调节恢复健康。但有些孩子还会反复,有时治愈后会引起局部皮肤色素沉着。一旦宝宝发生了感染,有破皮、流脓、流血的情况发生时就不要再继续涂抹这种药膏,而要先找医生进行消炎处理。

4. 婴儿湿疹的合理用药

如果湿疹较轻,可外用一些药物,如宝宝湿疹软膏、氧化锌软膏等,若起了较多红色小点点的,可用中药蛇脂软膏。实在严重者可用1％～4％的硼酸溶液外洗或湿敷外洗,10～15分钟后外涂1％氧化锌软膏或丙酸倍氯米松软膏。由于这些软膏可能含有激素,因此只宜短期内使用。若有必要,须在医生诊断指导下内服一些抗组胺药物。那些糖皮质激素药不能随便使用的,除非在非常紧急和必要的情况下,而且必须经专科医生指导选用。

5. 婴儿脂溢性皮炎的护理

婴儿脂溢性皮炎发生原因不明,但多出现在容易过敏的宝宝身上,这也是湿疹的一种。这种皮肤病常在出生 2～3 个月后出现。常在婴儿的头上有一些黄色的鳞屑,这些鳞屑与头皮有一定的黏稠度而不易去除,有时甚至连结成一大片黄色的油状斑块覆盖住整个头皮。相同的鳞屑也会出现在眉毛、脸颊、耳朵附近或是肘部、腹股沟等屈曲关节处,有时鳞屑底下还会出现红斑。绝大部分的患儿会在 1 岁内自愈,而且病灶多不痒,因此并不要过多的治疗。

对于较厚的油屑斑块则可加用矿物油或凡士林类油膏帮助软化后,用梳子轻轻去除。对于患有脂溢性皮炎的宝宝,在饮食方面还要适当减少糖类食品,及时补充水分,平时多给宝宝吃些蔬菜、水果,也可适当服用复合维生素。

四、宝宝过敏的预防

1. 如何找出过敏原

一方面根据病史,记录一下食物日记,把每天吃的东西记下来,记录他每天吃的东西有没有皮疹出现或者有什么伴随症状,这样可以在食物日记上找到一些线索。一般情况下,通过过敏的表现形式可以判断其原因,例如观察孩子是否经常在饭后发生湿疹,孩子是不是更容易在某些特定季节或到某些特定的地方时发生湿疹,如果发生湿疹或荨麻疹有特定的形式,就要改变日常习惯,看是否好转。

食物过敏原检测有两种方法,一种是血清的,一种是皮肤点刺。可以取血检测看有没有牛奶或者鸡蛋的 IgE,IgE 是一种反映过敏的特异免疫球蛋白,如果比较高,可诊断它是过敏原。

2. 过敏预防的三步策略

第一步,防患于未然,这是最佳的选择,在过敏出现之前,就做好充分的预

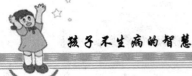

防工作,让宝宝避免过早接触可能引起过敏的因素,比如鸡蛋、牛奶、花生等容易引起过敏的食物。第二步,过敏开始出现一点点苗头,但还没有出现具体症状时,要保持积极生活方式,家中摆设尽量简单,减少灰尘死角,平时适度地让宝宝多锻炼身体,经常洗衣服,晒被褥。家中成员不要抽烟。第三步,过敏症状已经出现了,在这个阶段,爸爸妈妈们应当帮助孩子延缓过敏进程和减轻严重程度,并积极治疗急性过敏症。定期带孩子寻求专业医生的指导,包括用药指导、生活指导等。家里要备有紧急缓解症状的药物。

第二十四章　小儿五官疾病

一、眼睛疾病

1. 新生儿泪道狭窄或不通

人体泪道的一端开口于内眼角,另一端开口于鼻腔内,泪腺分泌的泪液经泪道不断地流入鼻腔。当胎儿期受到某些因素的影响,就会导致泪道内有膜残留或完全闭锁,出生后出现泪道不通。泪道不通表现为新生儿在出生1～2周,即使在不哭时也眼泪汪汪,不停地流泪。在鼻梁根部的泪囊处出现肿块,压迫时有黏液自眼角流出。泪道不通多继发眼部感染,而且经久难愈,应及时治疗。如果只是狭窄或有膜样物残留,可先在医生指导下试用压迫按摩法,并使用抗生素类眼药治疗感染,无效时再由眼科医生实施泪道探通术即可。

2. 婴儿结膜炎症状有哪些

如果你的宝宝的一只眼睛或双眼的眼白和下眼睑发红,那么他很可能得了婴儿结膜炎,也叫"红眼病"。覆盖宝宝眼白和眼皮内侧的透明膜也就是结膜,由于受到病菌的感染,接触了过敏原或其他刺激物而发生炎症时,宝宝就得了结膜炎。这时宝宝的眼睛会流泪和有很多分泌物。如果你发现宝宝出现了以上婴儿结膜炎的症状,要尽快带他去医院就诊。

3. 病毒性结膜炎

如果宝宝既有结膜炎,同时还伴有感冒的症状,感染多半是由病毒造成的。

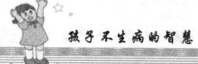

病毒感染是婴儿结膜炎最常见的病因。病毒性结膜炎通常1周左右就能自行痊愈。医生会建议你用温水轻轻清洗宝宝的眼睛,擦掉干了的分泌物,让宝宝眼睛周围保持清洁。无论是病毒性或细菌性婴儿结膜炎,热敷可能会让他感觉舒服些。你只要把一块干净的布浸在温水里,然后,敷在宝宝的眼睛上就行了。

4. 细菌性结膜炎

如果宝宝的眼睛有黄色的黏稠分泌物,使他的眼皮肿胀或粘在一起,那么这种类型的婴儿结膜炎很可能是细菌造成的,如葡萄球菌、链球菌或嗜血杆菌等。如果婴儿结膜炎是细菌造成的,医生会给宝宝使用抗菌眼药膏或滴眼液,用7天左右。一般眼药膏比滴眼液更容易使用。细菌性和病毒性婴儿结膜炎都非常容易传染,预防婴儿结膜炎的传播,每次护理完宝宝的眼睛后都要洗手。把宝宝的毛巾、衣服和床上用品跟其他人的分开,同时要定期清洗。

5. 如何给宝宝上眼药膏

给宝宝上眼药之前一定要把你的手洗净,轻轻把宝宝的下眼睑扒开一点,沿着眼睑挤出一小段药膏。因为挤压,药膏就会自动脱落,所以你只需要挤到合适的位置就可以了。宝宝一眨眼,药膏就能进到他眼睛里面去了。如果你用的是眼药水,就要滴在宝宝眼睛的内眼角。让宝宝闭着眼睛点眼药水,当他睁开眼睛时,药水就会流进眼睛里。

不要给宝宝和别人共用同1瓶药,也不要把以前用过的药水和药膏再拿来使用。以前的眼药很可能已经污染了细菌,再用也许会使感染加重。就算婴儿结膜炎的症状都消失了,还是要在医生指定的疗程内一直使用抗菌药。不然,感染可能还会复发。

6. 麦粒肿

麦粒肿又称睑腺炎,俗称针眼,是一种常见的眼睑腺体及睫毛毛囊的急性化脓性炎症,是由细菌感染引起的疾病,表现为在孩子的上、下眼皮上出现小疙瘩,有刺痒和疼痛的异物感。孩子的小手因为接触不洁物品往往带有很多病菌,如果他经常揉眼,这些病菌就会带入眼内,引起眼睛的感染。此外,如果身体的抵抗力弱,病菌也会乘虚而入,这也是引起眼部化脓性感染的因素。所以,预防麦粒肿首先要注意眼部卫生,告诉孩子不要用脏手揉眼。其次,要加强锻炼,增强自身的免疫力,平时应该注意孩子的全面营养,多吃蔬菜、水果,保持大便通畅。

7. 麦粒肿的家庭护理

每天涂抹 2～3 次消炎眼膏,如果孩子能很好配合,最好配合温水热敷治疗。因为热敷能扩张血管,改善局部的血液循环,对促进炎症吸收,缩短病程很有帮助。热敷的具体做法是,用清洁毛巾浸热水后稍拧干直接敷在患眼皮肤上,家人可先用手背或自己的眼睑皮肤试试温度,以避免温度过高。

麦粒肿成熟后出现脓头时,千万不要用手挤压或用针挑破,这是十分危险的行为。因为面部的血管十分丰富,眼部的血管又与颅内的血管相通。另外,面部的静脉血管没有瓣膜,不能阻止血液反流,如果挤压或用针挑破麦粒肿,有可能将含有大量细菌的脓腋挤入血液并流入颅内,引起脑膜炎及败血症等。

二、鼻、喉、咽疾病

1. 区别流鼻涕、鼻塞的不同病因

没有发热或咳嗽,只流鼻涕、鼻塞往往是上呼吸道感染初期最常见的症状。可以用热敷的方式,把拧干的热毛巾敷在宝宝的鼻子到口的部分,鼻黏膜湿润后,宝宝会感到舒服。鼻塞时让他喝温汤或热牛奶,过一会儿鼻子就会通畅。

另一种情形是过敏体质的宝宝所引起的过敏性鼻炎,症状有打喷嚏、流鼻涕、鼻塞等,常常反复发作,让宝宝很难受。如果遇到这种情形,可以使用吸鼻器,为他吸出鼻屎或鼻涕。

如果在流鼻涕、鼻塞同时伴有发热、咳嗽或是耳朵流脓、摸到耳朵就感觉痛,吃食物时好像很痛苦,很可能是耳部或五官其他部位发生感染,应及早看医生。

2. 流鼻涕、鼻塞的家庭护理

帮助鼻子通气可以用棉签将温水或妈妈的奶汁（一滴就够）滴在孩子鼻子里,待鼻腔内分泌物痂变软后,孩子会通过打喷嚏将堵塞物喷出。擦拭鼻涕使用的纸巾的质量要好,最好选择质地超柔的或湿纸巾,这样可以避免引起鼻子周围的皮肤过敏。流鼻涕、鼻塞时可在鼻子周围涂抹凡士林油或抗菌药膏,一天多次,避免感染。

如果孩子已经超过 2 岁,睡觉的时候鼓励他侧卧或俯卧,这样鼻子里的黏液就不会流入喉咙,或者将枕头垫高,防止黏液阻塞鼻道。如果孩子上呼吸道感染未愈,可以让他睡觉时抬高上半身。提供充足的水分,房间要空气新鲜,室温 20℃～24℃,湿度 50%～60%,避免过堂风。

3. 小儿为什么容易流鼻血

每逢进入秋冬,受干冷气候影响,小儿流鼻血的情况明显增多。对于大部分儿童来说,局部性的鼻腔出血多属良性,只要掌握正确止血方法,鼻血多能在 5～10 分钟内获得控制。小儿鼻出血几乎全在鼻腔前部,即中隔前下方,因为这里毛细血管丰富,而且孩子的鼻腔黏膜又比较薄。

常见的原因有局部的,比如孩子的外伤磕碰及挖鼻孔、鼻腔的急性炎症等。全身因素包括营养障碍造成的维生素 C、维生素 K 及钙质缺乏,孩子挑食、偏食,常有大便干燥等。此外,环境干燥、寒冷,湿度不够,也会使鼻腔毛细血管脆性增加。

4. 孩子流鼻血的紧急处理

当孩子发生鼻出血时,家长不要惊慌,将孩子取坐位或半坐位,手指捏紧两侧鼻翼 10～15 分钟,同时用冷湿毛巾或冷水袋敷前额或后颈部,可用蘸有 1% 麻黄碱的棉球填塞止血。在日常生活方面应注意饮食调整,补充维生素和微量元素,保持大便通畅,戒除挖鼻等坏习惯,改善环境湿度,必要时可在鼻腔局部滴药或涂抹抗生素软膏。如果孩子鼻出血量大并且不易止血,同时有全身出血点、发热等其他症状时,应及时就医,以免延误病情。

5. 急性咽炎

咽部的急性炎症,通常是病毒引起,也可由链球菌、肺炎支原体、肺炎衣原体或其他细菌所引起的。咽部黏膜可呈轻度感染或严重炎症,并可为伪膜或脓性渗出物覆盖。

在临床表现提示有细菌感染的患者中,通常应采用抗生素治疗。对 A 族链球菌性咽炎有指征者用青霉素,持续 10 天,也可选用口服红霉素或头孢菌素。

由于咽喉疼痛发生于高热后 1～2 天,孩子高热时,一定要鼓励孩子尽可能多喝水,适当饮用凉水或者冰水可增加孩子的饮水量(少量多次)。当孩子不能保证适当的饮水量时,应到医院接受静脉输液,补充体内水分的欠缺,往往在静脉输液后,体温会逐渐降低。

6. 小儿急性喉炎来势凶险

小儿急性喉炎是一种危险的小儿呼吸道疾病,而且经常是喉部、气管、肺部联合发病。小儿急性喉炎在发病前可以没有任何先兆症状,其中不少患儿是在半夜发病的,病情可以在几小时之内就发生重大变化,所以比较凶险。

小儿急性喉炎起病时阵阵咳嗽,会出现"空空"声或是犬吠声,也就是像小狗叫声一样的咳嗽声。有的孩子逐渐出现呼吸困难的症状,并表现出烦躁不安、口唇发绀、大汗淋漓等。如果病情进一步加重,可因窒息死亡。因此,提醒家长,当孩子咳嗽发出"空空"声,一定要及时送医院。小儿急性喉炎虽然凶险,但只要及时发现、及时治疗,1 周左右即可痊愈,不会留下后遗症。

7. 宝宝为什么会打鼾

儿童睡眠频繁打鼾的发生率为 5%,其中大多数是肥胖儿童。这是由于肥胖儿童咽部脂肪组织堆积,压迫气管,造成上气道狭窄。宝宝在正常呼吸时是安静无声的,但由于幼儿本身的呼吸通道如鼻孔、鼻腔、口咽部比较狭窄,故稍有分泌物或肿胀就易阻塞而出现打鼾。孩子长期打鼾,最常见的病因是扁桃体和腺样体肥大,其他的原因包括鼻子过敏和长期鼻窦炎。孩子长期打鼾与父母遗传有一定关系,长期打鼾的孩子,父母常是鼻子过敏或鼻窦炎患者。

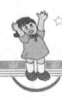

8。儿童睡眠窒息症

孩子长时间在夜里打鼾,也可能是患上睡眠窒息症,它可导致一连串不良后果。其中较严重的包括睡眠时间里身体所获供氧量减少,心脏因氧气不足而工作量加重。睡眠窒息症除了造成孩子无法安睡、白天疲劳、烦躁和发育成长受影响之外,也可能导致胸部畸形,面颊和脸部发育不健全,也可能演变为成人睡眠窒息症。

治疗睡眠窒息症的方法其实很简单,可用药物,或切除扁桃体及腺样体,也就是把呼吸管道内多余的、阻碍呼吸的组织除去。有时可试着将头侧着睡,或趴着睡,即一边脸贴床面,可使舌头不至过度后坠阻挡呼吸通道,此法或许可减低打鼾的程度。如果为肥胖者,先要想办法减肥,让口咽部肥大的腺样体消瘦些,呼吸管径变宽。

9. 腺样体肥大

腺样体淋巴组织增生可引起的腺样体肥大,多发生于小儿,可属生理性的,也可继发于感染或是过敏性的。肥大的腺样体堵塞咽鼓管或后鼻孔,咽鼓管阻塞常引起复发性急性或慢性分泌性中耳炎。阻塞后鼻孔可引起张口呼吸,阻塞性睡眠呼吸暂停,闭塞性鼻音及鼻孔流出脓性分泌物等。对长期的浆液性和慢性中耳炎,通常需要施行腺样体切除,以避免慢性中耳炎的加重和改善鼓室成形的效果。

三、婴儿口腔问题

1. 宝宝鹅口疮的症状

鹅口疮看上去像是白色鲜乳酪或牛奶的凝结物,通常长在宝宝口腔内壁两侧、上腭,有时甚至会长在舌头上。出生不到 2 个月的宝宝最容易长鹅口疮,稍大一些的宝宝也可能会感染鹅口疮。患有鹅口疮的地方会有疼痛感,因此如果你的宝宝吃奶时烦躁不安或频繁哭闹,你就可以考虑宝宝是不是患鹅口疮了。

如果发现只有宝宝的舌头上有一小块白的东西,而且很容易擦掉,其他地方没有,这多半是奶的凝结物。如果是鹅口疮,白色斑块一般不容易擦掉,如果强行擦掉可以看到红色的创面,可能会出血,这样会导致细菌感染。

2. 宝宝鹅口疮怎么治疗

大多数情况下,鹅口疮不需要特殊治疗,一般2～3周会自行消退。有些宝宝长了鹅口疮会感到疼痛、不舒服,有些宝宝可能没什么感觉。

如果宝宝的鹅口疮比较严重或感到不舒服,医生可能会开一种叫制霉菌素的口腔用抗真菌药,你可以将1～2片药溶于5～10毫升水中,每次用棉签将药水混匀后蘸湿,涂抹在鹅口疮的白斑处,每天涂几次,最好在喂奶后涂抹。完全清除感染可能需要1周的时间。也可以使用5%碳酸氢钠溶液擦洗口腔。

3. 感染鹅口疮有危险吗

不要给宝宝使用不必要的抗生素,抗生素会杀死或抑制酵母菌等有益菌群,导致感染鹅口疮。感染鹅口疮很少有不适症状,也没有什么危险,而且涂抹制霉菌素很容易治疗。母乳喂养的妈妈在哺乳间歇将乳头自然风干也能对预防鹅口疮有一定作用。奶瓶喂养的婴儿应当注意奶嘴的彻底清洁和消毒,在婴儿病室要严格防止交叉感染的发生。

4. 什么是舌系带过短

舌系带是连接舌头和口腔底部的一层系膜,正常舌系带可以使舌头活动自如,舌尖能自然地伸出口外,或向上舔到上齿龈。但少数孩子的舌系带发育不正常,表现为舌头不能正常自由地前伸,舌头伸出口腔的部分不及正常儿童的长,舌头伸出时舌尖不像正常儿童呈尖形而呈W形,这种孩子考虑为舌系带过短。大多舌系带过短的宝宝往往吃奶或是说话都正常。有些宝宝吃母乳时因为舌系带过短造成宝宝不能含住乳头,吃奶时乳头从宝宝口中滑出。

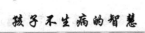

5. 舌系带过短影响宝宝吃母乳吗

舌系带过短会使一些宝宝吃母乳出现问题。这是因为为了有效地吸吮乳汁,宝宝需要用舌头衔住乳头和乳晕,并将它顶到上腭部,使乳汁释放出来。如果宝宝不能完成这个动作,他就得不到足够的乳汁,并会吸吮乳头引起疼痛。宝宝可能老是吃奶,然后筋疲力尽地靠着乳房睡着了,等到醒来又开始吃奶。他可能很容易出现腹胀和肠绞痛,母亲也需要多花点时间去喂他,在这种情况下,母亲会因为疲惫和乳头疼痛而想放弃母乳喂养。与吃母乳的宝宝不同,配方奶喂养的宝宝是用不同的方法从奶嘴中吸出奶汁的,因此舌系带过短对他们不会有很大影响。

6. 舌系带过短怎么治疗

大多舌系带过短的宝宝不用处理,因为通常到宝宝 1 岁左右舌系带过短的情况能够自愈。只有少数发育不正常的儿童才出现舌系带过短。因此,婴幼儿舌系带较短最好观察到 2 岁以后,如果系带过短影响舌前伸,妨碍语音清晰,口腔医生可简单地把系带薄膜的前部剪开,手术在几秒钟内即可完成。舌系带修整术一般要采用局部麻醉,如果宝宝不配合,还可能再加基础麻醉。

四、小儿磨牙常见原因及其应对

1. 孩子磨牙常见原因

营养不均衡会导致孩子缺乏维生素和微量元素,引起晚上面部咀嚼肌的不自主收缩,就会造成磨牙。消化功能紊乱,孩子睡觉以前吃了太多的食物,增加了消化系统的负担,在睡觉时也会磨牙。精神紧张,孩子白天压力大,或是睡前过于激动,而使大脑管理咀嚼肌的部分神经处于兴奋状态,从而睡着后不断地做咀嚼动作。孩子患有蛔虫病,由于蛔虫扰动使肠壁不断受到刺激,从而引起咀嚼肌的反射性收缩而出现磨牙。牙齿发育不良,孩子换牙期间,如果因为营养不良，先天性个别牙齿缺失，上下牙接触时会发生咬牙颌面不平，也是产生磨牙的原因。

2. 磨牙对孩子健康的影响

磨牙会使孩子的面部过度疲劳，吃饭、说话时会引起下颌关节和局部肌肉酸痛，张口时下颌关节还会发出响声，这会使孩子感到不舒服，影响他的情绪。由于磨牙，使牙釉质受到损害，引起牙本质过敏，当遇到冷、热、酸、辣时就会发生牙痛。磨牙时咀嚼肌会不停地收缩，久而久之，咀嚼肌增粗，下端变大，孩子的脸形发生变化，影响了美容。有的家长认为这是小毛病，与遗传有关，不影响孩子的正常成长，用不着治疗，其实这种认识是错误的。

3. 孩子磨牙的应对方法

保证孩子良好的营养与精神状态，帮孩子养成良好的饮食习惯，不挑食，充分摄取各种营养。必要时带孩子到医院做微量元素测定，根据孩子发育以及测定结果补充相应的营养素。怀疑孩子有蛔虫症，可以在每年秋天及时为孩子驱虫，但2岁以下的小儿不应进行驱虫治疗。在日常生活中父母尽量不要给孩子压力，给孩子营造一个舒适的家庭环境。在孩子睡前，避免过度兴奋，不看过于激烈或恐怖的电视。如果孩子磨牙是由于牙齿咬颌不良造成的，应在医生帮助下磨去牙齿的高点，并配制牙垫，晚上戴上它以减少磨牙。

五、耳朵感染

1. 耳屎的作用

耳屎对保持耳朵清洁和健康有相当重要的作用。耳屎是耳道里盯聍腺的分泌物，能够吸附进入耳朵的脏东西、灰尘及其他小颗粒，防止这些东西进入耳朵内部从而保护鼓膜。一般来说，耳屎会堆积起来、然后变干，并移动到外耳，到外耳后，耳屎可以被清洗掉。在堆积和移动的过程中，耳屎吸附异物，并将异

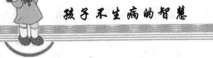

物一路带出耳朵。如果耳屎堆积的速度超过排出的速度,那么宝宝耳屎多就会成为一个需要解决的问题了。

2. 宝宝耳屎多有什么坏处

当耳道塞满耳屎时,宝宝的听力会减弱,耳屎多也会导致耳朵疼痛。有时候宝宝耳朵痛,很难判断他到底是耳屎多,还是耳朵有感染。因为耳屎多时,宝宝也可能揉搓或抓扯自己的耳朵,还可能会用手指抠耳朵眼,这和耳朵感染的症状很相像。但是,宝宝耳屎多不会引起发热和睡眠不安,而耳朵感染则会出现这些问题。有时,你还能看见黄色或褐色分泌物,没有气味,这也是正常的。而耳部感染造成的分泌物是透明的、乳状脓水或带血,微带有臭味。

3. 宝宝耳屎多怎么办

父母不要总是用手指为宝宝掏耳朵,这样做很危险,可能造成宝宝脆弱的鼓膜破裂。这样做还可能把耳屎向耳道里推得更深,从而让问题变得更严重。

如果宝宝外耳有耳屎,可用棉签清除掉,用湿巾擦更好。有时医生会用温热的液体冲洗宝宝的耳道,安全地清除耳屎,这种方法可使耳屎松动,并自行排出耳道。医生还可能用塑料小工具清理顽固的耳屎,这样做不会造成任何伤害,但这些工作应当由医生去做。

4. 如何判断宝宝的听力是否正常

除了新生儿听力筛查方法之外,以下方法能够帮助你在家快速测试宝宝的听力。如果你的宝宝不足 3 个月,你可以试着在宝宝脑后拍手。如果宝宝听到声音吓了一跳,说明宝宝的听力没问题。如果宝宝没有反应,你可以多重复几次。宝宝再大一点,4~6 个月时,多少可以控制自己的头部活动了。这时,你可以叫宝宝的名字,看他是否会把头转向你的方向。宝宝还可能会转动眼睛,或扭头寻找他感兴趣的声音。6~10 个月时,你的宝宝应该能够对自己的名字和周围环境里熟悉的声音做出反应了,比如电话铃声或吸尘器的声音。

如果上述方法发现有问题,有可能是因为宝宝正全神贯注地做自己的事情,没注意到这些声音,有时可能是因为感冒引起的听力暂时丧失。当排除了这些情况之后,你就应当咨询这方面的专科医生。

5. 宝宝耳部为什么容易被感染

耳咽管肿胀、发炎,往往是由于上呼吸道感染或者过敏引起的,这时耳朵里的积水不能正常流出耳道,在这种不流动的污浊的积水里,细菌肆意孳生,最后导致耳部感染。小宝宝,尤其是 3 岁以内的,他的耳咽管尚未完全发育,又短又直,想要完全清理干净聚积在里面的液体很困难,因此特别容易被感染。正常情况下,中耳里的积液通过咽鼓管进入鼻腔,当耳朵出现感染时,咽鼓管因肿胀而闭合,使得积液无法正常排出,给耳朵造成很大压力,宝宝就会感到耳朵痛。

6. 急性中耳炎的表现

耳朵明显疼痛,并且伴随发热是中耳炎的典型症状。不过,因为宝宝还不会表达不舒服的感觉,所以家长可以通过幼儿已经有上呼吸道感染(咳嗽、流鼻涕)的迹象,幼儿半夜突然哭闹不休,脸色涨红,且伴随拉扯耳朵的动作以及幼儿的头部会一直转动、摩擦枕头等症状来判断。急性中耳炎如果没有给予适当治疗,导致中耳腔长期发炎,则可能会并发传导性听力障碍等。

7. 慢性渗出性中耳炎

患儿感染急性中耳炎后,因为鼻咽腔、耳咽管黏膜受到感染,所以开始引发宝宝的耳道出现积水的状况,且持续 2～3 个月,此时称为慢性渗出性中耳炎。在此过程中宝宝听力可能会受到影响。患儿的听力受到影响、头痛、耳鸣是积液性中耳炎的典型症状。但是大部分的患儿在感染痊愈后,听力受损的部分也会逐渐好转。长期积液性中耳炎对耳朵可能会造成耳膜永久性穿孔、慢性化脓性中耳炎及感音性听力障碍等。

8. 给宝宝洗澡的时候,水流进耳朵怎么办

我们通常熟知的"耳道进水会引起中耳炎"的说法,实质上说的是不干净的水进入外耳道,使得耳内的耳屎软化、膨胀,引发耳道堵塞、流水,发生外耳道炎。或者是脏水中的细菌留存在耳道内,增加耳朵发生感染的机会。因此,并

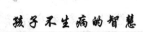

不是像我们想象的那样,耳朵只要进水就会发炎。耳部健全、正常的人,在洗澡的时候进入一点水,是没有关系的。而且我们的耳朵都有自我保护功能,平时类似洗澡、游泳的进水,是不容易对耳朵造成伤害的。

对于给小宝宝洗澡,进水是难免的。家长不需要慌张。只要在洗完之后,用棉花球轻轻地为宝宝吸干可以看到的水就可以了。千万不要用棉花球向耳道里面捅,这样反而容易把水捅进耳道深处,也容易捅伤宝宝娇嫩的耳道。

9. 小儿耳部感染的家庭护理

让孩子上身保持直立,如果躺下会加剧孩子耳朵的疼痛,可以让孩子坐着,用几个枕头支撑他的背部和头部。可以示范给孩子做吞咽的动作以缓解耳部受到的压力。在家护理时,医生通常会建议你用热毛巾敷耳朵可以使血管膨胀,从而减轻耳朵压力,温热的感觉有安抚的作用,而且能够分散注意力,这对于一个因为疼痛而焦躁不安的孩子来说是很合适的。同时,热度还可以加快血液循环,从而将更多的可以抵抗病菌的白细胞送到被感染的地方。在某些情况下医生会建议同时使用耳药水或缓解充血两种药,有时会用布洛芬等以减轻炎症并缓解疼痛的药物。

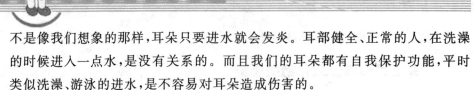

六、其他皮肤疾病

1. 孩子手上有"小珍珠"怎么办

夏季有些孩子手上或脚上散布着一些亮晶晶的"小珍珠"。这些孩子往往出汗多,这种情况多为汗疱疹。汗疱疹又称为出汗不良性湿疹。此外,精神紧张、过度疲劳、便秘、胃肠功能紊乱也可成为其病因。真菌感染的发疹性反应、接触刺激物品、细菌、食物、药物过敏、个人体质等也可与本病的发生有关。

汗疱疹一般于春末夏初开始发病,夏季加重,入冬自愈。典型皮损表现为深在性小水疱,粟粒至米粒大小,略高出皮肤表面,常无红晕。对称发生于手、脚掌指侧。1~2周后疱疹干涸、脱屑,可反复发生,伴不同程度的灼热及瘙痒,常连续发作数年。

2."小白斑"与"白癜风"的区别

"白斑"是在出生或生后不久发病的无色素痣，往往终生不消退，无任何影响。有的是后天获得的浅色白斑，例如花斑癣、单纯糠疹等。花斑癣出汗患儿易患，多发生在宝宝的额头、颈部、肩背等，表现为圆形类似于雨滴样点状斑疹，表面有细薄鳞屑，是真菌所引发的皮肤疾病。而单纯糠疹多发于面部，其浅色斑的边缘模糊，多见于儿童及青少年，一般春季明显，夏季减轻，往往同时面色无光泽、缺少红润，可能和孩子的饮食结构有关，部分孩子纠正饮食习惯后可好转。

白癜风一般后天发生，儿童较少见，有一定遗传因素。白癜风呈乳白色，边缘很清楚，最大的特点是，和正常皮肤交界处有一很明显的黑边，白斑中的毛发可变白，也可正常。

3. 夏季严防虫咬皮炎

虫咬皮炎的发生由昆虫叮咬引起，常见的是蚊、蚤、虱、臭虫等节肢动物，虫体分泌的体液作为一种过敏原使机体致敏，多发生在头面部、四肢暴露部位。小儿的皮疹症状较成人严重，表现为红色梭形肿胀性的斑块，较硬，中央可见小的水疱或丘疹，严重者发生瘀斑。大多1周后逐渐消退，留有暂时性的色素沉着。一旦患有虫咬皮炎，家长不要让宝宝搔抓，以防继发感染。可以用些碱性花露水来中和，也可以外用安抚止痒的药水。

4. 冬季需防孩子"烂嘴角"

口角炎因病因不同分为营养不良性口角炎、球菌性口角炎、真菌性口角炎等。冬季多数患儿属于营养不良性口角炎，主要是营养不均衡和B族维生素缺乏或锌缺乏所致，其中以B族维生素缺乏最常见。冬季预防口角炎，应多让孩子吃绿色新鲜蔬菜、豆类、小米、肉和牛奶等。一旦得了口角炎，可先涂抹油脂或防裂油膏，同时服用维生素 B_2，并用1%的甲紫在口角糜烂处每日涂抹2次，绝大多数患儿能很快治愈。

187

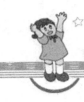

5. 皮肤出现"鱼鳞"是怎么回事

鱼鳞病是一种遗传性角化异常性疾病,一般出生后 3 个月至 5 岁发生,部分患者青春期后可逐渐减轻。主要表现为四肢伸侧及背部皮肤干燥粗糙,有菱形或多角形像鱼鳞状的鳞屑紧贴皮肤,边缘略翘起,这正是鱼鳞样的外观而得名"鱼鳞病"。该病有轻有重,别看它灰褐色的鱼鳞样外观,看起来怪吓人,但多数是无合并症的轻型鱼鳞病,只影响美观,并不影响身体健康。

鱼鳞病患儿的皮肤比较干燥,平时加强皮肤保湿护理可缓解症状。对于鱼鳞病的治疗,主要以增加皮肤含水量和促进皮肤的正常角化为主。洗澡次数不宜过多,尤其不宜热水洗烫,不用香皂等强刺激性洗浴物品,洗澡时间不宜过长,洗浴后,在皮肤还湿润的时候涂抹保湿霜,加强皮肤修复保湿的作用。

6. 剃光头的小宝宝不要暴晒

婴幼儿皮肤稚嫩,头皮直接暴露在外,容易受伤,毛囊组织也会受损,天热出汗多,增加了各种细菌在头皮上感染的机会,引起痱子、疖子等问题。若细菌侵入孩子头发根部,破坏了毛囊,会引起头皮发炎或毛囊炎,影响头发的正常生长。尤其在夏季,婴幼儿剃光头后,头皮直接暴露在强烈的阳光下,很容易受辐射,引发日光性皮炎等疾病。

在婴幼儿头部受到意外袭击或外物撞击时,浓密而富有弹性的头发可以防止或减轻头部的损伤。同时,人的头发能帮助人体散热,调节体温,所以剃光头实际上减弱了人体的散热功能。

第二十五章 小儿传染病及其预防

一、小儿传染病的一般规律

1. 小儿传染病的病原体

传染病是指由病原微生物所引起的疾病,其病原体会传播给他人,尤其以幼儿园及学校最容易流行。

引起小儿传染病的病原体主要为病毒与细菌。此外,尚有支原体、真菌等。病毒是最细微的病原体,如麻疹、乙型脑炎等都是由病毒引起。病毒菌体之小,在2 000倍的显微镜下仍然无法看到。细菌类有痢疾杆菌、伤寒杆菌等,可用一般显微镜观察得到。此外,小儿感染还可见于支原体,如支原体肺炎等。

2. 小儿传染病的感染途径

感染途径可能是借着咳嗽、喷嚏的飞沫,直接由患者传染他人,称之为直接传染。呼吸器官感染大都是经此途径传染的,如百日咳、流行性感冒、麻疹、风疹等。此外,也可能间接由食物或昆虫等物体传染。细菌进入体内之后,都会潜伏、增殖至一定时期,开始发病。发病之前称之为潜伏期。经过潜伏期之后即会发病,当疾病的特有症状完全表现之后,就会慢慢恢复。这是因为经过一定的时间后,体内会形成免疫抗体以控制病原体的繁殖和进一步的毒素作用。于是,症状逐渐消失而恢复健康。

3. 小儿传染病易患年龄与季节

任何传染病都有容易致病的年龄阶段,同时还取决于细菌的传染力是否强劲,感染机会的多寡,孩子免疫力的强弱。一般而言,麻疹与百日咳等传染力较强的传染病最容易侵犯体质较弱的婴儿。不过,6个月之前的宝宝由于从母体内已得到这些疾病的先天免疫力,所以大部分的传染病很难侵犯。一旦到了幼儿期或学龄期,由于幼儿园与学校的传染机会增加,因此传染病的感染率亦大为增加。传染病的流行是有季节性的,夏天大都是经由口部传染,例如痢疾等。冬天是经由呼吸道传染,例如猩红热、流行性感冒等。

二、麻 疹

1. 小儿麻疹是怎么回事

麻疹的病原体是麻疹病毒,传染力强,当携带这种病毒的人打喷嚏或咳嗽的时候,就会把含有这种病毒的飞沫散布到空气中。这些飞沫在空气中或者物体表面上的存活时间大约为2个小时。如果宝宝呼吸或者接触了这些飞沫,就会感染小儿麻疹。如果宝宝没有抵抗麻疹的免疫力,当他接触了这种病毒的人后,被感染小儿麻疹的可能性大约为90%。从宝宝接触这种病毒到生病,通常需要7～18天。得小儿麻疹的宝宝,在出现小儿麻疹特征性皮疹之前的4天和之后的4天里,都具有传染性。

2. 现在的宝宝还会得小儿麻疹吗

虽然现在小儿麻疹已经很少见了,但如果你的宝宝从来没有接种过麻风腮疫苗或是单独注射过麻疹疫苗,感染这种病毒性疾病的可能性始终存在。自儿童普遍接种麻疹疫苗以来,小儿麻疹的患病数量已经大大减少了。在此之前,麻疹往往每隔两三年就会大规模暴发1次,通常是在冬末春初的时候。即使是这样,到目前为止,我国还没有完全消除小儿麻疹。麻疹会引起很多并发症,对儿童的生命安全威胁很大。

3. 小儿麻疹有哪些症状

麻疹开始出现的症状包括发热、鼻涕多、咳嗽、眼睛发红和流泪。几天之后，宝宝的口腔脸颊内侧的黏膜上可能会长出典型的斑点，这些斑点叫做麻疹黏膜斑，看起来像是盐粒或砂粒那样的小白点。这对麻疹的早期诊断很有帮助。

再过一两天，患儿的脸和脖子上都会出小儿麻疹皮疹，接着皮疹会一路向下，出现在宝宝的背部和胸前，接着是胳膊和手，最后小儿麻疹皮疹会发展到他的腿和脚。小儿麻疹皮疹开始时表现为扁平的红斑块，但最终有些会发展为疱状丘疹。随着皮疹的出现，宝宝发热的程度通常也会上升，有时候能高达40.6℃。在小儿出麻疹期间，宝宝可能会感到恶心、呕吐、腹泻，咳嗽加重，宝宝会觉得非常难受。

小儿麻疹出疹的时间通常持续5天左右，随着疹子的消退，颜色会变成浅褐色。小儿麻疹的皮疹消退的顺序和出疹顺序一致。

4. 小儿麻疹常会出现多种并发症

患麻疹的患儿有20％～30％会出现某种并发症，比如腹泻或者耳部感染。其他并发症包括肺炎，尤其是一些病情比较严重的病毒性肺炎，还可能并发脑膜炎、脑炎及其他非常罕见的脑部严重并发症。如果患儿平时抵抗力弱，或者伴有营养不良以及比较严重的营养缺乏症，出现并发症的几率大，并发症的严重程度也会超过一般儿童。

5. 麻疹的治疗与护理

麻疹的对症疗法和日常护理十分重要。出麻疹时，全身的抵抗力大为降低，所以保持安静是非常重要的。退热后也必须静卧3～4天。然后才可起床，在室内轻微的活动，最好少外出，不需要特别保温，但是不要受凉。头痛及发热时可使用冰枕降温，药物降温不宜把体温降得过低。

保持肌肤清洁，即使出疹子，亦应用柔软的毛巾擦拭全身。尤其是容易污

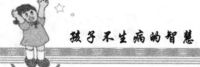
秽的阴部或皮肤都须保持清洁。擦拭眼屎,漱口以清洁口腔。退热后,精神恢复之后,才可进行沐浴。主要的目的是清洁皮肤,所以以淋浴为主,千万不可长时间浸泡在热水之中。进食容易消化的食物,尽量增加水分。多供给维生素丰富的新鲜水果或蔬菜。由于容易缺乏维生素 A,可以适量补充。

6. 麻疹的预防

出生后 6 个月起即有被传染的危险,所以必须加以预防。避免与患者接触,按时进行预防接种。如果与麻疹患者接触,而且已处于潜伏期,再使用麻疹疫苗是无效的,此时可使用特异免疫球蛋白,其中含有浓缩的免疫抗体,在感染后的 6~7 天使用可控制发病,使病情轻,若增加药量亦可完全加以预防。但是,最好能事先考虑到孩子的年龄、季节、发育状态,再进行决定。此药的免疫有效期间只有 2 个月,一过此时间,效果完全消失。因此,如果没有感染的因素盲目使用,往往会徒劳无益。孩子一旦患病之后,即可终生免疫。

三、水　痘

1. 宝宝出水痘的症状

水痘是一种传染性很强的疾病,是由疱疹病毒中的一种引起的。出水痘时,有些孩子会发高热。水痘初发时只是一些小红点,然后在几小时之内,红点上长出小小的水疱。水痘通常最先出现在面部和躯干上,然后成片扩散到身体的其他部位。有时水痘太多,可能看起来重重叠叠地连到一起。头皮、嘴、咽喉和外阴附近的疱疹会特别疼痛。水痘破溃后,皮疹周围一圈为黄红色,中间结痂。如果检查时发现在孩子的身体上同时有淡红色皮疹、疱疹、结痂分批出现,基本上就可以确定为水痘。

2. 水痘传染性强但病情温和

水痘传染性很强但病情比较温和,除了发热、皮疹和偶尔伴有轻度咳嗽、腹泻外，一般病情不重，预后良好。水痘主要通过飞沫经呼吸道传染，接触被病毒污染的尘土、衣服、用具等也可能被传染。如果健康的儿童与患水痘的儿童经常一起玩耍、说话、密切接触都可能感染发病。接种疫苗是预防水痘最有效的措施，疫苗保护率可达到 85％以上。由于儿童在春季特别易患水痘，因此在疾病高发季节应尽量少带孩子去公共场所。

3. 水痘是怎样传播的

水痘病毒通过飞沫传播。例如，打喷嚏以及与受感染病人近距离接触进行传播。水痘从感染病毒到出现症状之间的时间为 14～21 天。从孩子出疹前 2 天到所有的水痘出完，干硬结痂可能会持续至少 10 天，这期间，出水痘的病儿是具有传染性的。要注意把在传染期的患儿和孕妇隔离开，因为孕妇如果受到感染，会造成胎儿的各种问题。

疱疹病毒有很多不同的种类，不过，它们都有一个共同点，那就是在初次感染后，这类病毒会潜伏在身体里，可能会过很长时间后再次被激活。再次激活的水痘病毒引起的疾病叫做带状疱疹，当人体免疫力下降时，带状疱疹就有可能会发作。

4. 水痘的治疗与护理

患了水痘没有特殊的治疗方法，只能对症治疗和抗病毒治疗，同时预防各种并发症的发生。如果在宝宝刚刚出水痘的早期使用抗病毒药能稍有帮助。水痘初期饮食应清淡易消化，多喝水，注意休息。还应保持皮肤的清洁卫生，出水痘时不要给孩子洗澡。炉甘石洗液或碳酸氢钠溶液能缓解水痘引起的瘙痒，用少许普通食用苏打（食用碱）溶解在少量水中，就可以制成碳酸氢钠溶液。

避免抓破疱疹而引起感染，若疱疹已破，可涂抹些甲紫。切记一定不要用激素治疗，否则会加重病情，暂时也不要打预防针。此外，在很少情况下该病可并发脑炎、心肌炎等。因此，一旦发现并发症应立即去医院就诊，以免延误病情。

5. 水痘疫苗的预防作用

水痘疫苗是一种具有高度活性的减毒疫苗，适用于 1～12 岁的健康儿童，

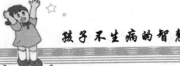

只需接种 1 剂。12 岁以上需要接种 2 剂（相隔 2～4 周），注射完成后 2 个星期左右体内可产生对抗水痘病毒的抗体，其保护性可持续 10 年以上。注射后有效预防感染水痘的效果令人满意。注射疫苗的不良反应相当低。但育龄妇女接种后 3 个月内不适合怀孕，以免影响胎儿。

四、流行性腮腺炎

1. 小儿流腮的临床表现

流行性腮腺炎俗称"痄腮"，是腮腺炎病毒侵犯了口腔中的腮腺而引起的一种急性呼吸道传染病，主要发生于冬、春季节。这种病传染性很强，病毒可通过唾液飞沫和直接接触传染，常在幼儿园里引起流行。宝宝患病 1 次后，通常可获得终身免疫，很少第二次患病。

宝宝被腮腺炎病毒感染后，经过 2～3 周的潜伏期才出现不适症状。大多数患病宝宝以耳垂下端肿大和疼痛为最早出现的表现，腮腺肿胀多为双侧，先是一边肿大，过了 1～2 天另一边也肿大起来，两边腮腺同时肿起来的宝宝也不少见。少数患儿表现为在腮腺肿大的 1～2 天前出现发热、头痛、呕吐、食欲缺乏等全身不适症状，继而出现一边或两边耳下的疼痛，随即腮腺肿起来。

2. 肿大腮腺的鉴别

肿大的腮腺以耳垂为中心，逐渐向周围扩大，边沿不清，皮肤表面也不红肿，但摸上去却有些发热，伴有疼痛和弹性感。由于张嘴时有疼痛，所以宝宝不愿吃饭，这种疼痛在进食酸性食物时更甚，有些宝宝还会出现颌下腺、舌下腺的肿大。腮腺肿大在 2～3 天时达到高峰，一般持续 4～5 天会逐渐消退，全身不适症状也随之减轻，整个发病过程为 1～2 周。一般来讲，腮腺炎患儿都能顺利康复，但有少数患儿会出现并发症。

3. 流行性腮腺炎的治疗与预后

流行性腮腺炎病情一般不重，但病儿不能去幼儿园或上学，需在家隔离，避免疾病传播，隔离期限以腮腺肿胀消退为准。和病儿有过接触的健康儿童，即使已感染了腮腺炎病毒，也要经过一定的时间才发病，这段时期称潜伏期。腮腺炎的潜伏期是 14～21 天，平均为 18 天。集体机构在发现腮腺炎病儿后，每天上午都应做好晨间检查，以便早期发现续发病例，有可疑症状的也应及时予以隔离。接触者可预防性服药，每日服用板蓝根 30 克煎汤代茶，连服 3 日有一定预防作用。

4. 流行性腮腺炎的并发症

少部分病孩会出现并发症，主要为腮腺炎性脑炎和睾丸炎或卵巢炎。

腮腺炎性脑炎：一般出现在腮腺肿胀前 6 天或肿胀后 2 周内，表现为高热不退、头痛明显、反复呕吐、颈部发硬、嗜睡等脑膜刺激性症状，甚至出现抽风、昏迷。但腮腺炎脑炎大多预后较好，一般在 10 天左右就会恢复正常，很少留下后遗症。

睾丸炎或卵巢炎：多见于年龄大一些的患儿，大多发生在腮腺肿胀后的 1 周左右，但也可在腮腺肿胀前后及患病过程中发生。睾丸炎表现为高热、寒战、恶心、呕吐、腹痛，一边或两边睾丸肿胀并伴有疼痛。病后睾丸可能会出现一定程度的萎缩，如果只是一侧睾丸炎，不一定会使日后的生育受影响。卵巢炎很少见，主要表现为下腹疼痛和阴道分泌物增多。

五、猩红热

1. 猩红热的早期症状

猩红热的早期症状是发热、嗓子痛、头痛等，检查可见扁桃体红肿，有灰白色或黄白色点片状物附着，容易误诊为急性扁桃体炎。除上述症状外，还有怕

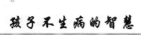

冷、呕吐症状，12～36小时面部、颈、胸、腋下及全身出现排列密集、分布均匀像针尖大小鲜红色鸡皮样皮疹，压之退色，有的融合成片，痒感明显，在肘弯部及大腿根部等皮肤皱褶处还可见鲜红色的帕氏线，3～5天出现杨梅舌，脸部发红，口周苍白成为一个苍白圈。经治疗后的3～4天皮疹逐渐消退，可见脱屑。

2. 猩红热的诊断

猩红热是由A族溶血性链球菌引起的急性呼吸道传染病，在孩子感染链球菌时，发生猩红热皮疹的机会为1/20。猩红热多见于2～8岁的儿童，根据起病急骤、典型皮疹、杨梅舌、帕氏线、环口苍白圈及疹退后脱皮屑，结合全身症状发热、咽痛、扁桃体炎和接触史诊断比较容易。但应与风疹、麻疹相鉴别。此外，应注意有无服药史，以除外猩红热样药疹。

猩红热的病情比较严重，并发症较多，容易并发中耳炎、乳突炎、鼻窦炎、颈及颌下淋巴结炎、中毒性肺炎、急性肾炎、中毒性心肌炎、风湿热等，重症患者可出现休克、败血症，治疗不及时可导致死亡。

3. 猩红热的治疗原则

患儿应进行隔离，强调卧床休息，对病人的排泄物和污染物随时消毒。患儿要多喝开水，进食清淡易消化食物，避免劳累和发生变态反应性并发症。针对病原治疗应首选青霉素，儿童为2万～4万单位/千克/日，成人为120万～240万单位/日，分2～3次，肌内注射。青霉素过敏者可改用红霉素，儿童20～40毫克/千克/日，成人1～2克/日，分4次口服，7～10日为1个疗程。如果有化脓性并发症时加大青霉素剂量。同时还要密切注意风湿热、急性肾炎等并发症的发生。

六、幼儿急疹

1. 幼儿急疹临床表现

幼儿急疹，也叫做"婴儿玫瑰疹"，是近些年来很常见病毒感染性疾病。幼儿急疹起病急骤,突发高热,查白细胞也不高,嗓子有点红,孩子发热一直不退,吃药、打针往往无效。等热到 3～4 天突然退热,躯体出现粉红色的斑丘疹,面部和四肢疹子较少或无疹,1～2 天疹退后不留痕迹、不脱皮,这就是幼儿急疹的特点。本来伴随发热出现的症状如厌食、恶心、呕吐、腹泻等也随着"热退疹出"而逐渐消失。

一般来说,尽管罹患幼儿急疹的孩子会发高热,但他们看起来大都精神状况良好。有 10％～15％的患幼儿急疹的孩子高热时会出现"高热惊厥"。看起来吓人,但患儿这种由高热引起的惊厥一般不严重,造成的危害比较轻微。

2. 如何做到早期诊断幼儿急疹

从几个月到 2 岁的孩子,如果发高热持续 2 天以上,看不出有其他什么症状,就应当考虑孩子是不是患了幼儿急疹。患儿在没有出现皮疹前发热,热度可以比较高,但是上呼吸道感染症状并不明显,精神、食欲等都还可以。直到体温将退或已退时,全身出现玫瑰红色的皮疹时才恍然大悟,幼儿急疹的最大特点是"热退疹出",因此幼儿急疹大多是回顾性诊断。从经验上来看,一个健康状况良好的小婴儿,如果突然发热,无明显呼吸道与消化道疾病的表现,如果一两次就诊未得到确诊时,就应当考虑到此病。

3. 幼儿急疹应对措施

幼儿急疹发病期间,如果患儿无明显呼吸急促、咳喘等呼吸道症状,家长就不必担心肺炎等呼吸道疾病。此时,应强调对症处理,首先是充分休息,病室内要安静,空气要新鲜,被褥不能用得太厚太多。要保持皮肤的清洁卫生,经常给孩子擦去身上的汗渍,以免着凉。给孩子多喝些开水或果汁水,以利出汗和排尿,促进毒物的排出。进食流质或半流质饮食。体温超过 39℃时,使用药物或用温水为孩子擦身,防止孩子因高热引起惊厥。

七、风　疹

1. 风疹是由风疹病毒引起的出疹性疾病

风疹多发于春季，常见于1岁以上的儿童，患者在发病前1～2天内可有低热、头痛、厌食、咳嗽、打喷嚏、流涕及结合膜炎等上呼吸道症状，有时上述症状不明显。通常在发热当天或第二天就会出现皮疹，多为淡红色斑丘疹，一般先在脸上出现，接着按躯干、四肢的顺序迅速遍及全身，同时伴有耳后、枕部淋巴结肿大，皮疹4～5天开始消退，基本不留痕迹。风疹患者、风疹病毒携带者是此病的传染源，空气飞沫传播是风疹的主要传播途径，一次感染可获得永久免疫。

2. 风疹不需特别的治疗

风疹一般症状较轻，并发症少，病程较短，病后情况良好。风疹不需特别的治疗，使用抗病毒药和维生素C即可。因此，在饮食上，孕妇和儿童在春季应多吃新鲜蔬菜、水果，多喝水。避免过度劳累，避免与风疹病人接触，做好防护，妊娠期特别是妊娠头3个月的孕妇，尽量少去公共场所。1岁以上的儿童和对风疹易感的育龄妇女都可以接种风疹疫苗。

3. 风疹与先天异常

妊娠初期，尤其是怀孕3个月内的孕妇若患上风疹，新生儿容易产生心脏畸形、先天性白内障、听力障碍等先天性疾病，称之为先天性风疹综合征，是由于病毒透过胎盘，感染了胎儿，阻碍胎儿的器官发育所致。若妊娠1～4周内感染了风疹病毒，胎儿先天异常的发生率为50%，3个月以内为20%。因此，孕妇必须预防风疹，主张使用风疹疫苗，尤其年龄较大的孕妇。不过，如果曾经患有此病，就不需要接种，只要检查血中的风疹抗体，即可知道是否得过风疹。

4. 传染病发病后出疹的时间

当感染某种发疹性传染病后，皮疹在发热后几天出现，是有一定规律的。出疹前发热第一天的疾病有水痘、风疹；第二天的有猩红热、流脑；3～4天的有麻疹、幼儿急疹；5～7天的有斑疹伤寒、伤寒。这一出疹时间的规律性变化对于小儿传染病的鉴别诊断有着非常重要的参考意义。

八、手足口病

1. 什么是手足口病

手足口病是由肠道病毒引起的传染病，多发生于婴幼儿，表现为口腔溃疡、手掌和足底出现水疱样皮疹，而且还伴有发热。发病开始会出现低热、胃口差、咽喉痛等症状；1～2天后，孩子的口腔中出现红色水疱疹并很快破溃成2～3毫米的小溃疡，分布在舌、牙龈、颊黏膜部等处，造成孩子口腔疼痛，流口水，拒绝进食等；随后在手掌、足底出现红色的斑丘疹，有些还出现含有浑浊液体的水疱，同样的疹子也可以出现在臀部；受到感染的孩子体温在38.5℃左右，持续2～3天。个别患者可引起心肌炎、肺水肿、无菌性脑膜脑炎等并发症。

2. 手足口病的治疗

手足口病为病毒感染，目前没有特效手足口病治疗方法，而且手足口病的疾病过程大多为自限性，即指疾病在发展到一定程度后能自动停止，并逐渐恢复痊愈，所以多采用对症治疗的方法。发热时可以用温水擦浴等物理降温，也可以口服退热药等；口腔疱疹可用盐水擦拭口腔，外用西瓜霜喷剂或双料喉风散；口腔因有糜烂，小儿吃东西困难时，可以给易于消化的流食或半流食，饭后漱口；手足疱疹可以外涂抹甲紫，局部可以用金霉素鱼肝油软膏，以减轻疼痛和促使糜烂面早日愈合。

中药治疗手足口病有较好的疗效。主要采用清热解毒的治法，常用药有桑

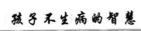

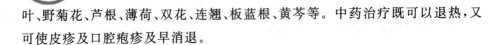

叶、野菊花、芦根、薄荷、双花、连翘、板蓝根、黄芩等。中药治疗既可以退热,又可使皮疹及口腔疱疹及早消退。

3. 小儿手足口病的预防

应注意养成良好的个人卫生习惯和饮食习惯,饭前便后洗手、勤洗澡。喝开水,不喝生水,不吃生冷食物,剩饭剩菜要加热后再食用。家长要经常对孩子居住的房间进行通风换气。尽量少带孩子去拥挤的公共场所,特别是尽量避免与其他有发热、出疹性疾病的儿童接触,减少被感染的机会。该病的潜伏期为2～7天,传染源包括患者和隐性感染者。

九、预防疫苗一针一粒也不能少

1. 儿童为什么要打预防针

家长们都知道,半岁多以后的孩子最容易生病,特别容易得传染病。这是因为母亲供给孩子的抵抗力到孩子长到6个月时,这种先天带来的抵抗力就消耗得差不多了。随着孩子的长大,在外面的活动机会增多,极易受到细菌、病毒的侵害,为了避免传染病的侵犯,保证孩子健康成长,就必须进行预防接种。预防针多是一种由经灭活或死的病原菌制成不具伤害力的疫苗,接种到人体后会产生抗体而不至于生病,从而使人体有抵抗力来阻止某种特定病原菌的伤害。由于一般的非活性疫苗的效果较差,为了提高效力,大多采用皮下注射。皮下注射的疫苗常常会添加增强免疫反应的免疫佐剂,因此可能引起比较明显的局部肿痛反应,甚至引起无菌性脓肿。

2. 计划免疫

计划免疫包括两个程序,一个是全程足量的基础免疫,即在1周岁内完成的初次接种;二是以后的加强免疫,即根据疫苗的免疫持久性及人群的免疫水平和疾病流行情况适时地进行复种。这样才能巩固免疫效果,达到预防疾病的

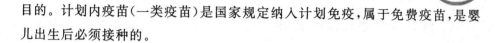

目的。计划内疫苗(一类疫苗)是国家规定纳入计划免疫,属于免费疫苗,是婴儿出生后必须接种的。

3. 通常使用疫苗的种类

现有的疫苗分成数种,一是死亡的细菌疫苗,如伤寒疫苗、小儿麻痹糖丸。二是灭毒的活菌疫苗,如麻疹疫苗、风疹疫苗。还有一种是利用基因工程制造的疫苗,如第三代乙肝疫苗。目前常见于将多种单一疫苗组合并转换为一种复合疫苗,如三联疫苗,包括"麻、风、腮"疫苗和"白、百、破"疫苗等。

4. 预防接种的注意事项

乙肝第一剂和卡介苗都在产院接种,低体重儿童应当在体重大于 2 500 克再进行接种。

口服糖丸前半小时不宜喂奶,以防孩子吐奶时将疫苗一同吐出。服完后半小时内不宜热饮。

白百破有无细胞和全细胞之分,全细胞是免费的,但接种后不良反应可能较大,接种了全细胞可改接种自费的无细胞,但反过来不可以。

麻疹疫苗第二剂可以用麻风腮疫苗代替。但鸡蛋过敏者不宜接种,可以等孩子大一点试试吃鸡蛋是否仍过敏后再接种。

流脑疫苗免费的是接种 A 群疫苗,可用 A＋C 代替,因为前几年上海曾发生过 C 型流脑病例。

乙脑疫苗有减毒和灭活之分,灭活疫苗 8 月龄接种第一针,隔 1 周接种第二针。减毒只需 8 月龄接种 1 针,具体要看地段医院有哪种疫苗了。

大多孩子的疫苗接种后都可能会有发热现象,妈妈要特别留意宝宝的体温变化。高热要及时做退热处理。宝宝当天接种后尽量不要洗澡,以免接种部位感染。实在要洗澡的话,建议不使用沐浴露,清水洗就可以了。

妈妈们可以自行考虑是否接种二类疫苗,麻风腮和水痘疫苗应当接种,因为发病率较高,孩子上幼儿园后容易感染这两种疾病,每个公司出的疫苗有所不同,接种时仅供大家参考。

5. 计划外疫苗的选择使用

计划外疫苗(二类疫苗)是自费疫苗。可以根据宝宝自身情况、各地区不同情况及家长经济状况而定。如果选择注射二类疫苗应在不影响一类疫苗情况下进行选择性注射。要注意接种过活疫苗(麻疹疫苗、乙脑疫苗、脊灰糖丸)要间隔4周才能接种死疫苗(百白破、乙肝、流脑及所有二类疫苗)。

6. 体质虚弱的宝宝可考虑接种的疫苗

流感疫苗:对7个月以上患有哮喘、先天性心脏病、慢性肾炎、糖尿病等抵抗疾病能力差的宝宝,一旦流感流行,容易患病并诱发旧病发作或加重,家长应考虑接种。

肺炎疫苗:肺炎是由多种细菌、病毒等微生物引起,单靠某种疫苗预防效果有限,一般健康的宝宝不主张选用。但体弱多病的宝宝,应该考虑选用。

B型流感嗜血杆菌混合疫苗(Hib疫苗):世界上已有20多个国家将Hib疫苗列入常规计划免疫。5岁以下宝宝容易感染B型流感嗜血杆菌。它不仅会引起小儿肺炎,还会引起小儿脑膜炎、败血症等严重疾病,是引起宝宝严重细菌感染的主要致病菌之一。

轮状病毒疫苗:轮状病毒是3个月~2岁婴幼儿病毒性腹泻最常见的原因。接种轮状病毒疫苗能避免宝宝严重腹泻。

狂犬病疫苗:发病后的死亡率几乎100%,还未有一种有效的治疗狂犬病的方法,凡被病兽或带毒动物咬伤或抓伤后,应立即注射狂犬疫苗。若被严重咬伤,如伤口在头面部、全身多部位咬伤、深度咬伤等,应联合用抗狂犬病毒血清。

水痘疫苗:如果宝宝抵抗力差应该选用;对于身体好的宝宝可不用,不用的理由是水痘是良性自限性"传染病",即使宝宝患了水痘,产生的并发症也很少。

7. 疫苗潜在的不良反应

白喉、破伤风和百日咳疫苗(三联疫苗)作用很相似,如注射部位疼痛和肿胀,有时在注射后24小时会出疹,这属于罕见情况。百日咳疫苗会引起一半左右的儿童注射部位发热、红肿和触痛,也可以引起全身发热。

麻疹、流行性腮腺炎和风疹,这些疫苗通常同时注射。麻疹疫苗有时会引起轻度出疹和5～12天后的发热,孩子下颌部位出现轻度肿胀的情况非常罕见,风疹疫苗有时会引起关节痛和肿胀。

嗜血流感B杆菌疫苗(Hib疫苗),孩子在注射部位可能出现硬结、发红或肿胀,但发生率很低,有时会轻度发热。

水痘疫苗,水痘疫苗引起的不良反应一般比较轻微,包括注射部位发红、硬结和肿胀。有时孩子会哭闹、发热和呕吐,还有可能在注射部位出现小的斑疹,身体的其他部位不常见,注射后斑疹会持续1个月时间,随后逐渐消失。

流感疫苗,除了注射部位1～2天有硬结以外,新型流感疫苗几乎没有不良反应,发热也不常见。

8. 预防接种的局部反应

少数孩子在接受预防注射后,注射部位的皮肤发生局限性红、肿、热、痛等现象。红肿范围一般在1～2厘米,少数情况下可较大,或同时伴有相应的局部淋巴结肿大和疼痛。常见的卡介苗接种后的局部反应,往往发生较晚,多在接种后3～4周方出现。此时接种处皮肤可发生坚实的红色丘疹,继而逐渐形成小脓疱或溃疡,直至结痂干枯,一般需要1个月左右的时间,甚至更长。少数孩子可发生严重的卡介苗接种后反应,表现为皮肤丘疹处可形成坏死并迁延不愈,局部淋巴结发生脓肿、溃疡,并难以愈合。

9. 预防接种的全身反应

主要表现为发热,多在接种后12～24小时孩子出现中、低度的发热,少部分孩子可有一过性的高热。同时可伴有头痛、恶心、呕吐、腹痛、腹泻等异常情况。小婴儿则可表现为精神萎靡、哭闹不安、拒食等情况。而在接种脊髓灰质炎、麻疹疫苗时,局部和全身反应往往出现得比较晚,一般在接种后5～7天才表现出发热等反应。

10. 预防接种的偶合或诱发

接种疫苗后还可能偶合其他疾病,一种情况是,被接种者正处于某一急性

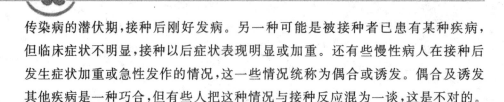

传染病的潜伏期,接种后刚好发病。另一种可能是被接种者已患有某种疾病,但临床症状不明显,接种以后症状表现明显或加重。还有些慢性病人在接种后发生症状加重或急性发作的情况,这一些情况统称为偶合或诱发。偶合及诱发其他疾病是一种巧合,但有些人把这种情况与接种反应混为一谈,这是不对的。

11. 感冒时能打预防针吗

一般的轻微感冒,如咳嗽、鼻塞、流鼻涕或喉头有痰时不在接种的禁忌内,因为婴幼儿此类小感冒是很普遍的,且都会持续一段时间,如果因此小感冒而延误了预防接种,则不但未获得预防针的好处,反而宝宝更易受到感染。假如宝宝正在发高热,或是有其他较严重的疾病状况,如肺炎等严重疾病,则不能打预防针,避免因为注射疫苗时所产生的不良反应会被隐藏,或因为抵抗力不足而导致打预防针不良反应加重。另外,须注意如果宝宝有拉肚子情形,不可口服小儿麻痹疫苗及轮状病毒疫苗,因为这两种疫苗会经由拉肚子排出,使疫苗失去功效。

12. 国产疫苗和进口疫苗的区别

目前,我国预防接种的许多疫苗有国产疫苗和进口疫苗的区别,从多年的临床观察效果和研究证实,国产、进口疫苗都安全有效,区别主要在于价格差异和稳定性不同。但不管是进口还是国产疫苗,都经过国家检验合格,安全有效。价格上的差异在于进口疫苗和国产疫苗毒株及其培养工艺不同,以及由此引起的产生抗体数量的多少,防疫时间的长短,不良反应的大小等方面的区别。目前,国产疫苗和进口疫苗都通过了国家卫生部门的严格检查,生产线都是按照GMP要求,由国家医药监督管理部门批准生产,人们可以根据自己的经济承受能力选择使用。

13. 什么情况不能接种疫苗

小儿发热或有其他需要特殊治疗的疾病不宜接种疫苗,主要是担心疫苗的不良反应,可能会影响以后对病情的判断。如一个小孩因感冒发热到38.5℃,接种疫苗以后,晚上如果发热到40℃,就难以判断这是疫苗反应或是感冒恶化。

对于同样疫苗曾有过严重反应,指的是可能危及生命,或者会引起永久性后遗症的反应,如过敏性休克,这其中以百日咳疫苗的不良反应尤为常见。结核病特别会影响到细胞免疫功能,所以若未经治疗时,不适于接种任何疫苗。

有明确过敏史的儿童一般不予接种,免疫功能缺陷的病儿,如罹患川畸病、艾滋病的儿童,应视为活疫苗的绝对禁忌证。有癫痫、抽风、脑炎、脊髓灰质炎等神经系统疾病病史的儿童,不能接种白百破混合制剂、乙脑及流脑疫苗。

14. 预防接种的抗体水平监测

预防注射时,每个孩子身体状况、机体对疫苗的反应及机体的代谢状况等是不同的,这种不同导致预防接种后人体产生的抗体水平、抗体在体内衰减的速度及存留时间的长短也是不同的。即使是同一孩子,每次预防接种所产生的抗体水平也不相同。

预防接种确实可有效预防相应的传染病,但预防接种毕竟不是真正的患病,未必能够终身防病。所以,既要按照预防接种程序进行必要的加强注射,也应在适当时候进行血液中相关疫苗抗体 IgG 的检测。这种检测需要几年进行 1 次,对成人也不应例外。只有保持体内相当的针对某一传染病的抗体 IgG 水平,才能有效预防这种特定疾病的发生。

十、几种疫苗介绍

1. 卡介苗

卡介苗是一种减毒的活性牛型结核杆菌疫苗,接种卡介苗可以使人体产生对结核病的抵抗力,以预防结核病。婴幼儿的抵抗力弱,而结核病主要经呼吸道传播,如果空气中有结核菌,宝宝很可能受到感染,从而发生急性结核病,因此每一个健康的婴儿都一定要接种卡介苗。

因为妈妈体内具有抵抗结核病的抗体是不能通过胎盘传递给宝宝的,刚出生的宝宝对结核病不具有免疫力,因此宝宝一出生就应该接种。接种卡介苗后

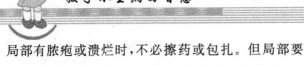

局部有脓疱或溃烂时，不必擦药或包扎。但局部要注意保持清洁，衣服不要穿得太紧，如有脓液流出，可用无菌纱布或棉花拭净，不要挤压，平均2～3个月自然会愈合结痂，直到痂皮自然脱落。

如果你家宝宝早产，一般暂时不接种卡介苗，因为接种后不易产生免疫力，成功率低。何时接种医生会告诉你。如果妊娠妈妈为结核病患者，所生新生儿应做结核菌素试验，阳性反应就不应接种，以免发生不良反应。新生儿如果患有肾脏病、心脏病、全身皮肤病、腹泻，或注射部位有脓疱疮、湿疹等疾病均不宜接种。如宝宝具有先天性的免疫缺陷问题也不宜接种。

2. 乙肝疫苗

在发展中国家，乙肝的发病率很高，乙肝妈妈很容易将乙肝传染给婴儿。医生们发现，1岁以内感染乙肝病毒后发展成慢性乙肝的几率比较高，而青壮年、成年人感染后成为慢性乙肝患者的比例只有5%左右。因此，接种乙肝疫苗是降低乙肝病毒携带率、减少乙肝危害的最好方法。

乙肝疫苗接种后局部发生肿块、疼痛，少数伴有轻度发热、食欲减退，大都在2～3天内自动消失。抗体一般在注射后1～2个月后出现。如果家人没有患乙肝的，则不必复查。若是家人患有乙肝，需查看有无抗体出现，而且每2年查1次，看是否需要加强免疫。

一般在3～5年有必要复种1次。宝宝上幼儿园时，幼儿园要求宝宝体检，这时会查乙肝抗体情况，当体内乙肝抗体消失或过低时，应复种乙肝疫苗。

3. 脊髓灰质炎糖丸

脊髓灰质炎是由脊灰病毒引起的小儿急性传染病，5岁以下宝宝的发生率高，尤其是婴幼儿，又称为小儿麻痹症。这种病毒潜藏在玩具、文具、饮用水中，当宝宝吃进病毒后，大部分不会有问题，但有1‰～1%的人出现症状。病毒通过口腔，进入胃肠，随后侵犯脊髓，主要损害患儿脊髓中管理运动的部位——脊髓前角运动神经细胞，造成弛缓性肌肉麻痹。发生麻痹症的儿童多数留下跛行，终身致残。

脊灰糖丸是一种口服疫苗制剂，白色颗粒状糖丸，接种安全。一般首次免疫从出生 2 个月开始,连服 3 次,间隔 4~6 周,4 岁时再加强免疫 1 次。口服疫苗后约 2 周体内即可产生抗体。只有极少数婴幼儿服用脊灰疫苗后发生一过性腹泻,可不治自愈。脊髓灰质炎疫苗要用冷开水服用,因为它是活疫苗,特别怕热,温度高就可失去活性,因此不能加在热水或热的食物中服用,以免疫苗失效。如果喝水或喂奶要在服用半小时以后进行。

4. 麻风腮三价疫苗

　　麻疹是儿童时期最常见的传染病,多年来我国普遍开展麻疹疫苗预防接种,麻疹的发病年龄往后延迟,青少年和成年发病率相对上升。风疹是由风疹病毒引起的经呼吸道传播的急性传染病,多见于学龄前儿童。临床症状一般是,一过性发热、皮疹、耳后淋巴结肿大、头痛、厌食、结膜炎、咳嗽等症状。流行性腮腺炎是由腮腺炎病毒经呼吸道传播的急性传染病。人群对腮腺炎病毒普遍易感,高发年龄组在 5~15 岁,婴幼儿极少发病,青少年及成年人发病则病情较重。

　　麻风腮三价疫苗可同时预防麻疹、风疹和腮腺炎。由于对儿童施用麻风腮三价疫苗可切断自然界风疹病毒的循环,从而间接保护育龄期妇女免于孕期感染而致先天性风疹综合征的危险性。

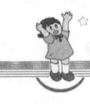

第二十六章　小儿用药

一、小儿用药的特点

1. 儿童正确服用药物 4 要点

①当家长带孩子就医时,将宝宝的状况说得愈详尽,愈能帮助医师判断孩子的病情。②取药时,要正确了解药品名称与服用目的,有何作用与不良反应,家长拿药时,可向药师询问基本信息。③喂孩子吃药前,必须再次确认药袋上的名称、病症、每次吃的剂量、吃药的时间。④依照医师处方来喂药,切勿自行增减药物浓度,因为自行判断而改变医师处方,只会影响药效,增加幼儿肾脏负担,也会影响医师正确判断幼儿病情。

2. 自行购药常见的失误

由于缺乏医生的指导,自行购药难免会发生这样或那样的失误。首先是病情判断出现错误,许多感染性疾病,如麻疹、幼儿急疹、流脑、病毒性心肌炎等,早期症状都酷似感冒,若识别不了,容易延误诊治。

常用感冒药中往往含有同一种解热镇痛药成分,如果重叠使用,会导致药物过量,容易产生造血抑制等不良反应。有些药物单独使用时对宝宝可能是安全的,但混合使用可能会产生不良反应。

许多成年人可以使用的药品由于不良反应较大,并非适用于宝宝。如氟哌酸用于婴儿可能会影响软骨的发育,庆大霉素会导致宝宝听力损害。若不了解这些药品的特性,随意给宝宝使用成年人药品,会造成不良的后果。

3. 小心外用药对皮肤的伤害

刚出生不久的新生儿,切忌使用有胶布、氧化锌软膏及膏药之类的硬膏剂敷贴在皮肤上,否则容易引起接触性皮炎。小儿患皮肤病或进行皮肤消毒时,一般不宜使用刺激性很强的药物,如水杨酸、碘酒等,以免使皮肤发生水疱、脱皮或腐蚀。如必须使用,应从低浓度开始,若出现刺激症状,应立即停药。局部涂药面积不可过大,浓度不宜太高,例如硼酸,一般用于小面积湿敷,毒性不大,但如果用于大面积皮肤病,则可通过创面吸收发生急性中毒。婴幼儿对滴鼻净极为敏感,小儿只能使用0.05%滴鼻净淡液,新生儿不应使用。

4. 药品的有效期与保存

药品无论是天然产品或是人工合成的化学品,都具有有效期的限制。当药品超过了有效期,多数药品的药效可能会打折扣,或是失效,或是产生有害人体的物质。

绝大多数药品都很容易受到环境因素的影响而发生物理化学变化,促成这些物理化学变化常见的原因,包括光线、湿度与热度等。因此,药品最好存放在阴凉处,例如暗处的抽屉或柜子里。如果空间足够,外用药最好与内服药分开存放,以免混淆。需要冷藏的药品,应放在冰箱的下层冷藏,温度最好在2℃～8℃。

5. 病程延长的医源性因素

一般门诊就医的发热、咳嗽或腹泻的患儿,多数可以经口服药进行治疗。相当多患儿患病是一个自愈过程,只需要适宜的降温等对症处理。有些患儿病程延长可能与医源性因素有关,例如,抗生素导致菌群失调的继发感染、交叉感染或气道变态反应及喂药引起的呛咳。小婴儿用药剂量过大,就会造成出汗,如果出汗很多,水分就会丢失很多,会造成孩子血液循环量不够,就会出现循环衰竭,就是虚脱的表现,这是一种危险的表现。

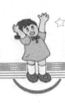

二、小儿安全用药

1. 儿童并不是成年人的缩小版

眼下多数药品在儿童的药物动力学、剂量、药效、安全性等各方面数据相当缺乏，往往很难评估。

儿童体内水分含量多，当发热或腹泻时对成年人微不足道的水分流失就会对小孩子造成严重的水与电解质失衡。如幼儿用利尿药可能引起低钠、低钾现象。小儿的肝肾功能尚未发育完全，细胞酶系统发育尚未成熟使在细胞酶参与下的氧化、还原、水解、结合反应能力弱，使多数药物的代谢降低，血液中半衰期延长，药效延长，所以要小心过量。小儿的皮肤薄嫩，对药物的通透性，尤其在创伤、烧伤时吸收量会明显增高。

2. 宝宝慎用成年人药

相当数量的家长误认为对成年人安全的药，小孩也可用，只要减少一点剂量就行了，却不知小儿的生理与成年人有诸多不同，对成人安全的药物对儿童未必安全，有的甚至潜藏危险。

例如，四环素类药物可影响小儿骨骼生长或沉积于牙组织中变成"黄板牙"，故9岁以下小儿禁用。又如氟喹诺酮类抗菌药可能引起关节病变和妨碍软骨发育，故18岁以下未成年人皆不宜用。再如阿尼利定、索米痛片等常用退热药含有氨基比林成分，易使小儿粒细胞迅速下降，有致命危险。宝宝是否应该用药，用什么，用多少，一定要注意与成年人不同。因此，小儿用药不能完全照搬成年人的经验。

3. 常用感冒药也有危险因素

感冒药中的抗组胺成分主要用于治疗感冒鼻塞，抗组胺中的抗胆碱素，因有镇静效果，患者在服用后会出现程度不一的嗜睡现象。另外，抗组胺药所带来的不良反应，还包括口干舌燥、全身无力、排尿少等。

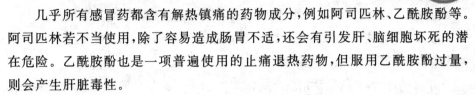

几乎所有感冒药都含有解热镇痛的药物成分,例如阿司匹林、乙酰胺酚等。阿司匹林若不当使用,除了容易造成肠胃不适,还会有引发肝、脑细胞坏死的潜在危险。乙酰胺酚也是一项普遍使用的止痛退热药物,但服用乙酰胺酚过量,则会产生肝脏毒性。

感冒药中的气管扩张药和镇咳药临床上用于治疗咳嗽,可使支气管平滑肌松弛而气管扩张。小婴儿可因个人体质因素或因服药间隔过短等,出现心动过速、手脚抖动、精神过度亢奋、冒冷汗、食欲下降与手脚冰冷等不良反应。

4. 退热药可能会杀伤机体的白细胞

有的孩子病毒感染以后,查他的白细胞,本来就偏低,如果在没有查清楚之前就用这种退热药可以进一步加重白细胞降低,白细胞和机体抵抗力密切相关,太低的话,不利于病毒的清除。所以,我们不建议给孩子常规使用退热药。如果使用,必须在医生的指导下,特别是6个月以下的孩子,物理降温的方法最好。

5. 滥用抗生素的儿童长大易患哮喘

一项研究显示,6个月以下便使用抗生素的婴儿,5岁以后患哮喘的几率是同年龄小孩的3倍。目前在经济较发达的地区,滥用抗生素的问题日趋严重,哮喘在这些国家的发病率较发展中国家要高许多,这一现象与滥用抗生素不无关系。医生应重视滥用抗生素的后果,在使用抗生素为儿童治疗时,应当非常谨慎,避免动不动就使用药力最强、疗效最广泛的抗生素,这样将有助于避免细菌抗药性越变越顽强。

6. 新生儿应当远离的几类药品

有些抗菌药能通过母乳侵害宝宝健康,为了确保婴儿的健康,母亲因病必须用这些抗菌药期间,应停止母乳喂养。

氯霉素:由于从乳汁中摄入的氯霉素在宝宝体内不能很好地经肝脏代谢和肾脏排泄而导致中毒,可引起婴儿拒食、呕吐、皮肤青紫等。甚至会抑制骨髓造血细胞的功能,

磺胺:经乳汁进入宝宝体内的磺胺类药可引起高胆红素血症,胆红素能影

211

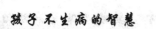
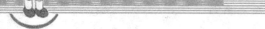

响脑组织而造成核黄疸。另外,磺胺类药物还可能使婴儿发生过敏反应。

呋喃妥因:呋喃妥因类药物常用于治疗泌尿系统感染,含呋喃妥因的乳汁可使缺少 G6PD 的婴儿发生溶血性贫血。

异烟肼:异烟肼的乳汁浓度与血浆浓度相等。乳汁中的异烟肼进入婴儿体内后与 B 族维生素结合而从尿液中排出,可造成婴儿体内缺少 B 族维生素。

甲硝唑:甲硝唑的乳汁浓度与血浆浓度相等。甲硝唑使乳汁发生金属味而使婴儿食量减少、拒食。此外,甲硝唑可引起白细胞减少及发生中枢神经的不良反应。

7. 用药不当不利于机体康复

人体发热时能刺激免疫系统,提高免疫能力,同时由于体内代谢加速,血液循环加快,利于毒素排出。在没有弄清发热原因之前就滥用退热药,不仅可削弱幼儿抗病能力,还会掩盖病情。

咳嗽是婴儿常见的呼吸道症状,通过咳嗽可以将呼吸道内的病菌和痰液排出体外,因此咳嗽是人体的一种保护性反射。如果急于给孩子喂各种止咳药并迅速作用于咳嗽中枢,这种做法虽可暂时缓解咳嗽症状,但它可使大量痰液和病菌堆积于呼吸道内,可继发细菌感染。

腹泻是幼儿的常见病之一,腹泻对人体同样具有一定的保护作用,肠道内的细菌和毒素均可通过腹泻而排出体外。如盲目应用止泻药,使存留于肠道内的细菌和毒素不能排出体外而在肠道内迅速生长繁殖,继发多种疾病。

疼痛也是多种疾病的早期信号,诱发疼痛的原因很多,如痉挛性疾病、炎症性疾病、血管性疾病等均可引起疼痛。如发现孩子诉说疼痛就盲目地应用止痛药,虽疼痛症状暂时得到缓解,但很容易掩盖病情,造成误诊,使病情加剧恶化。

三、输液治疗与其他途径用药的利弊

1. 怎样理解"输液好得快"

在一些情况下,病情加重使很多家长相信必须输液。其实门诊的大多数病儿可以服药治疗,或者说输液或吃药两者均可以选择。的确输液可以让药物直接进入血循环,但口服药吸收也不慢,对于非抢救的门诊患儿不需要争取这1～2个小时的快速时间,相反静脉输液的意外风险,交叉感染危险增多,两者要仔细权衡。

多数病毒感染性疾病除非已经合并了细菌感染或具有细菌感染的高危因素存在,否则,疾病的加重与否和输液是毫不相关的。相反,不恰当的输液,还会给一些疾病带来加重的危险和不良反应。如菌群失调性腹泻就是一个很好的例证。

2. 小儿打退热针不是最佳选择

由于一部分6个月～3岁的小儿可能引起发热惊厥,因此家长对发热感到十分恐慌,只要孩子一发热,就去医院打退热针,请医生迅速把体温降下来。有一些打了退热针后确实体温暂时下降了,但不久又上升了。目前用于儿童退热的针剂主要是氨基比林及其衍化物,如阿尼利定、安乃近等,这类药物不良反应大,极易产生虚脱甚至休克,也可能出现过敏性皮疹,更为严重的可引起粒细胞减少、再生障碍性贫血。另外,此类药物肌内注射局部刺激较大,会引起臀部肌肉损伤产生臀肌萎缩或感染等并发症。而且儿童对打针也非常恐惧而吵闹不安。

3. 孩子感冒发热不要指望一天就好

发热是孩子的常见症状,经验告诉我们,发热以后,家长不要太过于着急,从而自己采用一些不正当的治疗。普通感冒、流感和大多上呼吸道感染多数是病毒性感染,是不需要输液治疗的。而下呼吸道感染,如果是病毒感染所致,预防性抗生素的使用也是有严格条件限制的。为此,不论采取何种治疗措施,孩子从发病到痊愈必须有一个自然过程,家长必须对此有充分的理解,经验告诉人们,孩子感冒发热不要指望一天就好。

4. 不同用药途径的技巧

妈妈可以使用滴管、量杯、汤匙来喂药。如果是小婴儿也可以使用奶瓶,但

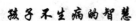

不要将药加在牛奶中一起食用。另外,给小婴儿服用药水时,要从嘴边将药水喂入,不要从嘴巴中央灌入,以免呛咳。当使用悬浮剂时,要先振摇均匀才服用。

使用眼睛滴剂时,切记不要接触滴管,以免污染药品。点药时将病人的头往后仰,把眼药水在眼内角处点滴。若只有一眼感染,最好两眼都点药水,未感染的眼睛首先点。

滴耳剂使用前要先让孩子侧卧位,将药物滴入耳朵,滴完后维持原状1～2分钟,以免药物流出。因小儿皮肤角质层薄,皮肤外用药则要注意不要涂得太多,如果吸收过多,反而产生毒性。

使用栓剂要让小朋友侧身弯曲卧位,将栓剂轻轻推进肛门,最好推进一节手指的深度并稍微保留一会儿,以免栓剂中药液被肛门挤出。

5. 给宝宝喂药前的准备

喂药前,请准备纱布巾或围嘴,披在宝宝脖子下方,避免宝宝吐出药水,弄脏衣服。每个宝宝能接受的喂药方式都不一样,刚开始孩子会有排斥感,家长可能得多尝试几次不同的喂药方式,抓到宝宝吃药的要领,日后才能比较容易让孩子接受喂药。

不要将药糊涂在宝宝的舌头上。因为舌头的尖端刚好是品尝苦味的区域,若是将药糊涂在宝宝的舌头上,会让宝宝感受到相当强烈的苦味,日后也会增加他抗拒吃药的可能性。

如果宝宝喝下药水5～10分钟以内,甚至不到5分钟就吐出来,那就必须以同样的剂量,再喝1次。如果是喝下超过20～30分钟后才吐出来,就不用再次喂药。假使宝宝一直吐出药剂,可以就宝宝的情形更换其他给药方式。

6. 给宝宝喂药千万别捏鼻子灌

给孩子喂药不是一件容易的事,大多数孩子不是哭闹就是紧咬牙齿,喂起药来十分费劲。一些父母贪图省事常常会捏住孩子的鼻子,当孩子张嘴时强行把药物灌入口中,但这种强硬喂药的方法不可取。

捏住孩子鼻子,会迫使他用口腔代替鼻腔呼吸,这时将药物灌进去后,幼儿

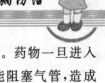

往往来不及及时吞咽,弄不好药物会随着吸入的气体进入气管。药物一旦进入气管,轻则刺激呼吸道黏膜,引起阵发性呛咳和气喘,重则可能阻塞气管,造成小儿窒息。此外,药物对气管黏膜的反复刺激还可能引起感染,使孩子出现发热、多痰等症状,不利于小儿身体康复。

四、小儿中成药是平安药吗

1. 中药的退热作用

中药里也有退热的成分,最常用的就是石膏,它性味辛甘寒无毒,清肺胃及三焦之实热。其他如黄芩、连翘、薄荷、荆芥等,都有清热作用。如果感冒患儿痰多而黄,汗出不多,甚至有喘鸣声,用麻杏甘石汤;咽喉红肿、咳嗽少、便秘或扁桃体炎,可用凉膈散或清咽利膈汤加减;头痛较严重,发热或畏寒厉害、肌肉酸痛、无汗,可用柴葛解肌汤;小孩属于稚阴稚阳,体质单纯,症状通常来得快且剧烈,但是缓解得也很快,因此对药物的反应很敏锐,正确使用中药制剂,症状多能在两三天内得到很好的控制。

2. 治疗小儿感冒的中成药

轻微感冒,喷嚏、流涕时可选择牛磺酸颗粒、珠珀猴枣散、小儿感冒颗粒、小儿金丹等。这些药物主要功能为疏风清热、化痰定惊,用于小儿感冒、风寒、食滞化热所致恶寒、咳嗽有痰不思饮食等。

当宝宝发热,并口舌生疮、咳嗽痰黄,伴咽炎、喉炎、扁桃体炎时,表明身体有肺胃实热,可服用小儿咽扁冲剂、双黄连口服液。严重鼻塞、脓涕,可选择鼻渊舒、开瑞坦,慎用滴鼻净。当宝宝因肺炎、支气管炎引起面红身热、咳嗽气喘、痰多黏稠并经久不愈时,可服用小儿肺热口服液。

3. 小儿健脾胃用药

舌苔厚、内火盛,可选择王氏保赤丸、小儿七珍丹;不好好吃饭、脾胃虚弱,可选择醒脾养儿颗粒、脾可欣；积食、厌食、消化不良，可选择四磨汤、小儿化食丸、小儿七星茶、王氏保赤丸。

宝宝出现消化不良，稀便，可选择妈咪爱、醒脾养儿颗粒、化积口服液、一捻金、儿康宁、乳酸菌素片。因积食引起腹胀呕吐、厌食、大便秘结时，可服用四磨汤口服液和健身消导颗粒。

4. 常服小儿中成药安全吗

现在社会上仍然流行那句"常服至保定，小儿不生病"的说法。一些家庭常年储备着所谓"平安"的小中药，不论孩子是否有病，会定期让宝宝服用这些小中药，认为他们可以防止孩子生病或包治百病。其实，这种做法不科学。判断一个孩子是否病了，需要吃什么药，应与医生商量后再做决定。有时，面对宝宝不舒服的表现，一个有经验的医生都常常犹疑再三；如果家长把它们当作食物一样经常食用，这种做法实在不可取。带孩子的成功经验告诉人们。孩子不生病需要的是孩子自身健康的机体和合理的抚养环境，而不是"平安"药。

5. 为什么"平安药"的说法不科学

是药三分毒，这个道理大家都知道，中药既然是药，必然也有毒、副作用。随着科技的不断进步，对药品的安全性研究发现，中成药在制作过程中很难把一些草根中的有害物质和重金属，如铅、汞、砷等完全去除干净。这些残留的有毒物质及目前人们尚未发现的其他有害成分对儿童身体的不良作用也可能大于它"平安"的本身。此外，一些"清火消食"的中成药的药物成分很容易把人体内必需的营养素排出体外，例如小儿缺钙、缺铁的原因之一就是滥用药物。因此，根本不存在"平安药"的说法。尤其是宝宝没病，只是为了防病而定期频繁吃这种"平安药"的做法，其实不平安。